近代名医珍本医书重刊大系
（第一辑）

难经会通

黄竹斋　著

李秀珠　董昌盛　点校

U0244828

天津出版传媒集团

天津科学技术出版社

图书在版编目（CIP）数据

难经会通 / 黄竹斋著；李秀珠，董昌盛点校. --

天津：天津科学技术出版社，2023.1

（近代名医珍本医书重刊大系）

ISBN 978-7-5742-0590-1

Ⅰ.①难… Ⅱ.①黄… ②李… ③董… Ⅲ.①《难经》Ⅳ.①R221.9

中国版本图书馆CIP数据核字（2022）第194707号

难经会通

NANJING HUITONG

策划编辑：梁　旭

责任编辑：梁　旭

责任印制：兰　毅

出　　版：天津出版传媒集团

　　　　　天津科学技术出版社

地　　址：天津市西康路35号

邮　　编：300051

电　　话：（022）23332392（发行科）23332377（编辑部）

网　　址：www.tjkjcbs.com.cn

发　　行：新华书店经销

印　　刷：河北环京美印刷有限公司

开本880×1230　1/32　印张6.25　字数110 000

2023年1月第1版第1次印刷

定价：59.00元

近代名医珍本医书重刊大系第一辑专家组

读名家经典
悟中医之道

扫描本书二维码，获取以下**正版专属资源**

本书音频 畅享听书乐趣，让阅读更高效

走近名医 学习名家医案，提升中医思维

方剂歌诀 牢记常用歌诀，领悟方剂智慧

● **读书记录册**
记录学习心得与体会

● **读者交流群**
与书友探讨中医话题

● **中医参考书**
一步步精进中医技能

扫码添加智能阅读向导
帮你找到学习中医的好方法！

操作步骤指南
① 微信扫描上方二维码，选取所需资源。
② 如需重复使用，可再次扫码或将其添加到微信"收藏"。

序

丁丑夏，余在南京，得罗哲初所藏白云阁秘本《难经》。己卯年为之序刊公世。顾其书，辞简意赅，非注莫明，因不揣谫陋，爰采群注，间摅鄙臆。以其继余所撰《周易会通》而成书，因亦命名《难经会通》焉。其书原文与丁锦阐注之《古本难经》，章次咸同而字句多异。丹波元胤《医籍考》载，吴澄曰："昔之神医秦越人，撰八十一难，后人分其八十一为十三篇。予尝慊其分篇之未当，鳌而正之。其篇凡六：一至二十二论脉；二十三至二十九论经络；三十至四十七论脏腑；四十八至六十一论病；六十二至六十八论穴道；六十九至八十一论针法。秦越人之书与《内经》素灵相表里，而论脉论经络居初，岂非医之道所当先明此者欤？予喜读医书，以其书比他书最古也。"吴澄，字幼清，学者称草庐先生，抚州、崇仁人。《元史》有传，称其于《易》《春秋》《礼记》，各有纂言，尽破传注穿凿，条归纪叙，精明简洁，卓然成一家言。又校定《皇极经世书》《老子》《庄子》《太玄经》《乐律》《八阵图》、郭璞《葬书》。《四库全书总目提要〈易纂言〉》下云："澄于诸经，好臆为点窜，惟此书所改则有根据者为多……其解释经义，词简理明，融贯旧闻，亦颇赅洽。"据此则知是书为吴草庐所校定，未刊，为医家所秘而佚其名者也。丁氏所得之古本，盖为草庐仅依原文分类，釐定其章次，而未及修正其辞句之初稿也。今既为之注，爰掇辑"秦越人事迹考""历代难经注家考"附列卷后，因稽其书之所自如右，以质正当世博雅君子云。

乙酉年孟夏，黄维翰竹斋识于樊川乐素洞，时年六十。

白云阁原本难经序

　　吾国先秦医典，相传迄今而完全无阙者，《神农本草经》而外，惟秦越人《难经》而已。然考《史记》扁鹊列传，不言其著书，而《前汉书》艺文志有扁鹊《内经》九卷、《外经》十二卷，未列《难经》之目。张仲景《伤寒杂病论集》云：撰用《素问》九卷，《八十一难》。皇甫谧《帝王世纪》云：黄帝命雷公、歧伯论经脉，旁通问难八十一为《难经》。《隋书》经籍志有《黄帝八十一难》二卷。王勃"黄帝八十一难经序"云：《黄帝八十一难》是医经之秘录也。昔者岐伯以授黄帝，黄帝历九师以授伊尹，伊尹以授汤，汤历六师以授太公，太公以授文王，文王历九师以授医和，医和历六师以授秦越人，越人始定立章句，历九师以授华佗，佗历六师以授黄公，黄公以授曹夫子。夫子讳元字真道，自云京兆人也云云。《唐书》经籍志有《黄帝八十一难经》一卷，秦越人著。《新唐书》艺文志作秦越人《黄帝八十一难经》二卷。据此，则《黄帝八十一难》与秦越人《难经》同为一书也无疑。盖《难经》乃撷灵素之精要，阐轩岐之奥秘，经文有引端未发而疑者，设为问答之辞，以畅明厥旨，探颐索隐，辨析精微，词简而义博，理深而旨远，洵医家之宝典也。自吴·吕广注后，唐有杨玄操，宋

3

有丁德用、虞庶、周与权、王宗正，金有纪天锡、张元素，元有袁坤厚、谢缙孙、陈瑞孙、滑伯仁诸家注解。今世仅存滑氏《难经本义》，余书尽佚，惜哉！明·王九思辑吕广、杨玄操、丁德用、虞庶、杨康候五家为《难经集注》。张世贤又广采十二家注，演绎图表，撰《难经图注》。至清·乾隆时，徐灵胎以诸家注解多违经旨，乃取灵素本文，以经解经，撰《难经经释》，刊落陈言，直探本源，为注《难经》者独开生面。同时，松江丁锦游武昌，客参政朱公所，得古本《难经》，其章节次序，分类编纂，纲举目张，脉通络贯，较滑氏以下诸本不同者三十余条。乃采吕广至明十七家之注，撰为《古本难经阐注》，上下二卷。于是，《难经》乃有古文一派之学。近人南通司树屏《难经编正》、鄞县陈颐寿阐注校正，皆以是为蓝本。丁丑岁孟夏，余在南京罗哲初先生处，获睹其珍藏《白云阁原本难经》一册，云得诸先师桂林左修之先生传授。余持归，校阅其书，章次虽不异丁氏古本，而文辞简洁晓畅，订正古本讹衍错脱者，不遑枚举。原文晦涩支蔓，有经前人注释千百言尚不克了解者，兹乃不烦费辞而义理昭然，较诸丁氏古本，实为优胜。余爱不忍释，因手抄一册，并请罗君公之于世。旋余应承淡庵先生之邀，至无锡中国针灸专门学校演讲，该校同学百余人，多有不远数千里负笈而来，其好学之心，诚堪嘉许。愧余谫陋，无以为赠，因将本书分期登刊于该校出版之针灸杂志，以供同人先睹为快。仅登三期而国难作，无锡、南京相继沦陷，承君逃难于湘，罗氏不知去向。幸兹副本尚存余家，张公伯英捐资，将余获罗氏之仲景十二稿《伤寒杂病论》锓版，并刻此经，以广流传。因考其渊源如右云。

己卯年仲夏黄维翰竹斋甫识于西安中医救济医院

目　录

第一难

难曰：十二经中皆有动脉，独取寸口，可决五脏六腑生死吉凶，何也？

本书乃越人阐发《黄帝内经》之微言奥旨，辨论疑难而作。此为书之首章，故称一难。曰者，设为问辞以发之也。

十二经者，手足三阴三阳，合为十二经也。动脉者，经脉之动见于外，按之应手也。

十二经中皆有动脉，谓手太阴脉动云门、中府、天府、侠白、尺泽、经渠、太渊；手阳明脉动合谷、阳溪、禾髎；足阳明脉动地仓、下关、大迎、人迎、气冲、冲阳；足太阳脉动箕门、冲门；手少阴脉动极泉、少海、阴郄、神门；手太阳脉动天窗；足太阳脉动委中、昆仑、仆参；足少阴脉动大钟、太溪、复溜、阴谷；手厥阴脉动劳宫；手少阳脉动曲垣、听会、禾髎；足少阳脉动悬钟；足厥阴脉动行间、五里、阴廉之类是也。

寸口，《内经》所谓气口，以其在手太阴经鱼际上一寸，太渊、经渠穴之分，故曰寸口。决，断也。五脏，肝、心、脾、肺、肾也。六腑，胆、胃、小肠、大肠、三焦、膀胱也。生死吉凶、病之情状也。

然：寸口者，脉之大会，手太阴之动脉也。人以呼吸为一息，脉行六寸。一呼脉行三寸，一吸脉行三寸。平人一日夜一万三千五百息，脉行五十度，水下百刻，周于一身。营卫行阳二十五度，行阴亦二十五度，复会于寸口。故寸口者，为五脏六腑之始终，生死吉凶，皆可决之也。

然者，设为答辞，以详释其义也。会，聚也。手太阴，肺之经也。《灵枢》本输云：肺脉注于太渊。太渊，鱼后一寸陷者中也，为俞。四十五难曰：脉会太渊。故曰：寸口者，脉之大会，手太阴之动脉也。呼出气也，吸内气也。一呼一吸，是为一息。

盖人居气交之中，借呼吸以营运气血，而为生活之原动力。《灵枢》脉度云：手之六阳，从手至头，长五尺，五六三丈。手之六阴，从手至胸中，三尺五寸，三六一丈八尺，五六三尺，合二丈一尺。足之六阳，从足至头，八尺，六八四丈八尺。足之六阴，从足至胸中，六尺五寸，六六三丈六尺，五六三尺，合三丈九尺。蹻脉从足至目，七尺五寸，二七一丈四尺，二五一尺，合一丈五尺。督脉、任脉各四尺五寸，二四八尺，二五一尺，合九尺。凡都合一十六丈二尺，此气之大经隧也。五十营篇云：人经脉上下、左右、前后二十八脉，周身十六丈二尺，以应二十八宿，漏水下百刻，以分昼夜。故人一呼，脉再动，气行三寸，一吸，脉再动，气行三寸，呼吸定息，气行六寸。二百七十息，气行十六丈二尺，气行交通于中，一周于身，下水二刻，日行二十五分。一万三千五百息，气行五十营于身，水下百刻，日行二十八宿，漏水皆尽，脉终矣。

平人，不病之人也。度者，过也，犹言过一次也。一呼脉行三寸，一吸脉行三寸，则一息脉行六寸。一日夜，凡一万三千五百息，脉行八百一十丈，计五十度周于身，适符大衍之数也。

隋志云：刻漏始于黄帝，一昼一夜，定为百刻。浮箭于壶内，以水减刻出分昼夜之长短。水下百刻，则一昼一夜之周时也。至梁天监时，以一昼夜分为九十六刻，后世因之。

《灵枢》营卫生会云：人受气于谷，谷入于胃，以传与肺。五脏六腑，皆以受气，其清者为营，浊者为卫。营在脉中，卫在脉外，营周不休，五十而复大会，阴阳相贯，如环无端。卫气行于阴二十五度，行于阳二十五度，分为昼夜。

《素问》痹论云：营者，水谷之精气也。卫者，水谷之悍气也。盖营者，经脉中赤血之清气，今世化学所谓氧气也。卫者，络脉中紫血之浊气，化学所谓碳气也。

行阳二十五度，谓从寅至申也。行阴亦二十五度，谓申至寅也。盖营卫之运行，始于中焦，注手太阴肺，从肺注手阳明大肠，大肠注足阳明胃，从胃注足太阴脾，从脾注手少阴心，从心注手太阳小肠，小肠注足太阳膀胱，膀胱注足少阴肾，从肾注手厥阴包络，包络注手少阳三焦，三焦注足少阳胆，胆注足厥阴肝。

计呼吸二百七十息，脉行一十六丈二尺，漏水下二刻，为一周身。于是从肝复还注于肺，升降出入，无少间断。昼行于阳二十五度，夜行于阴亦二十五度。适当漏水下百刻为一晬时，又至明日之平旦矣。起于手太阴，止于手太阴，故曰，为五脏六腑之终始。

盖肺居脏腑之最上而为之盖。以呼吸作用而运阴阳，为百脉之朝会。脏腑有病，其气上熏于肺。有诸内，则必形诸外，而脉变见于其经之寸口。故诊寸口之脉象，而病之生死吉凶，皆可决之也。

《素问》五脏别论，帝曰：气口何以独为五脏主？歧伯曰：胃者，水谷之海，六腑之大源也。五味入口，藏于胃以养五脏气，气口亦太阴也。是以五脏六腑之气味，皆出于胃，而变见于气口。经脉别论云：食气入胃，浊气归心，淫精于脉。脉气流经，经气归于肺，肺朝百脉，输精于皮毛。毛脉合精，行气于府，府精神明，留于四脏，气归于权衡。权衡以平，气口成寸，以决死生。此越人独取寸口，以决脏腑生死吉凶之所本也。

第二难

难曰：脉有尺寸，何谓也？

《说文》：尺，十寸也。人手却十分动脉为寸口。十寸为尺，尺所以指尺，规矩事也。周制寸尺呎。寻常仞诸度量，皆以人之体为法。寸，十分也。人手却一寸动脉，谓之寸口。

按：尺字，象张手大指四指度物之形。掌后高骨至尺泽，是为一尺。此以大指及无名指张开之端度之，所谓指尺也。寸，象手腕下至高骨，为一寸之形。古人里制、亩制，皆以步度，史称禹声为律身为度，是度法本于人体之征也。

然：尺寸者，脉之大要会也。从关至尺是尺内，阴之所居也。从关至鱼为寸内，阳之所治也。分寸为尺，分尺为寸。故阴得尺中一寸，阳得寸内九分，尺寸终始一寸九分，故曰尺寸也。

手太阴之脉起于中焦，上膈属肺，横出腋下，循臑内，下肘中，循臂内，上骨下廉，入寸口，循鱼际，出大指之端。

自鱼际，却行一寸九分，通谓之寸口。于一寸九分之中，曰尺、曰寸。尺阴分，寸阳分也。

人之一身，经络营卫，五脏六腑，莫不本于阴阳。阴阳之气失其平，则为病。而过与不及，皆于尺寸见焉。故尺寸为脉之大要会也。

关者，尺寸之中，阴阳之界，《脉诀》所谓掌后高骨，号为关是也。从关至尺泽，谓之尺内，属下焦，阴脏之部位。故曰，尺内，阴之所居也。大指本节后内廉，大白肉名鱼，其赤白肉分界，即鱼际也。从关至鱼际，是寸内，属上焦，阳脏之部位。故曰，阳之所治也。治，犹属也。

从鱼际至尺泽，共一尺九分，由关前分去一寸，则余者为尺。由关后分去一尺，则余者为寸。故曰，分寸为尺，分尺为寸也。分，犹别也。

从关至尺泽，皆谓之尺。而诊脉，则止候关后一寸，从关至鱼际，皆谓之寸。而诊脉，则止候关前九分。故曰，阴得尺中一寸，阳得寸内九分。华佗《脉诀》云：寸尺部各八分，关位三分，合一寸九分也。终始，起止也。然得一寸，不名曰寸，得九分，不名曰分者，以其在尺之中，寸之中，终始一寸九分，故曰，尺寸也。

第三难

难曰：脉有三部，部有四经，手之太阴、阳明，足之太阳、少阴，为上下部，何也？

脉有三部者，寸关尺也。部有四经者，一手每部，各候一脏一腑相为表里之二经。左右两手，合有四经也。手之太阴、阳明，肺与大肠，皆诊于右寸。足之太阳、少阴，膀胱与肾，皆诊于左尺。上部寸也，下部尺也。以四经上下之脏腑间者，以起下文定十二经之脉位于两手六部也。

然：手太阴、阳明，金也，足少阴、太阳，水也。金生水，水流下行而不能上，故在下部也。

足厥阴、少阳，木也，生手太阳、少阴火，火炎上行而不能下，故在上部。

手心主、少阳火，生足太阴、阳明土，土主中宫，故在中部也。此皆五行子母更相生养者也。

两手寸口，统属太阴，所以脉位从太阴起，手太阴肺经也，手阳明，大肠经也。肺与大肠，相为表里。大肠属庚金，肺属辛金，庚辛一气，位居西方。肺脏最上，大肠虽居下而经气则在上，所当诊在右寸也。

足少阴，肾经也。足太阳，膀胱经也。肾与膀胱相为表里。膀胱属壬水，肾属癸水。壬癸一气，位居北方。肾位居下，肺金生之。水性流下而不能上，故居下部。所以当诊在左尺也。

足厥阴，肝经也。足少阳，胆经也。肝与胆相为表里。胆属甲木，肝属乙木。甲乙一气，同位东方。肝位在左，肾水生之。木不能远水，所以当诊在左关也。

手太阳，小肠经也。手少阴，心经也。心与小肠，相为表里。小肠属丙火，心属丁火，丙丁一气，同居南方。心位在上，肝木生之。火性炎上而不能下。小肠之经气，亦在上，所以当诊在左寸也。

手心主，即手厥阴包络经也。手少阳，三焦经也。包络与三焦相为表里，俱属相火。其经脉虽在手，而相火之功用则在下。且君火在上，而臣火宜下，所以当诊在右尺也。如相火盛，则便秘、溺赤。相火衰，则溏泻、遗溺，皆可于右尺候之也。

足太阴，脾经也。足阳明，胃经也。脾与胃相为表里。胃属戊土，脾属己土，相火代君行令生之，戊己一气，位居中宫，所以当诊在右关也。

右寸金生左尺水，水生左关木，木生左寸君火，君火生右尺相火，相火生右关土，土复生右寸金。此皆五行母生子，子为母而复生子，左右手循环，更相生养之次序。

以脏腑十二经，分配左右三部之脉位，以释三部四经、上下之义也。列表如下：

右手寸部 大肠 肺　　关部 胃 脾　　尺部 三焦 包络

左手寸部 小肠 心　　关部 胆 肝　　尺部 膀胱 肾

脏候于阴分，腑候于阳分，各以其类也。

脉有三部九候，各何所主之？

上以十二经分配三部，此又以人身之上、中、下分配三三部，二者之义，互相发也。

然：三部者，寸关尺也。九候者，浮中沉也。上部法天，主胸以上至头之有疾也。中部法人，主膈以下至脐之有疾也。下部法地，主脐以下至足之有疾也。审而刺之，可也。

浮者，轻手按于皮肤而得之，阳也。中者，按于肌肉而得之，阴阳之间也。沉者，重手按于筋骨而得之，阴也。

寸关尺之三部，俱有浮、中、沉之三候，三而三之，合为九候也。两手寸部，皆为上部而法天，主胸以上至头之有疾。关部为中部而法人，主膈以下至脐之有疾。尺部为下部而法地，主脐下至足之有疾。

审而刺之者，审详其三部九候之脉，而知其病之所在，各依其经而用针以刺之，庶不误施也。

按：《素问》脉要精微论：尺内两傍，则季胁也，尺外以候肾，尺里以候腹。中附上，左外以候肝，内以候膈；右外以候胃，内以候脾。上附上，右外以候肺，内以候胸中；左外以候心，内以候膻中。前以候前，后以候后。上竟上者，胸喉中事也；下竟下者，少腹腰股膝胫足中事也。此节惟列五脏及胃之脉位，而越人乃据血气形志篇（足太阳与少阴为表里，少阳与厥阴为表里，阳明与太阴为表里，是为足阴阳也。手太阳与少阴为表里，少阳与心主为表里，阳明与太阴为表里，是为手之阴阳也。）之义，而补列小肠、大肠、胆、膀胱、包络、三焦五腑之脉位，然后十二经之证候皆可诊察。乃越人独得之秘，可谓发前人之所未发也。其三部九候法，惟取寸口，与《素问》三部九候论遍切法不同，亦越人之创论也。

第四难

难曰：脉有阴阳之法，何谓也？

脉有阴阳之法，谓脉之属阴属阳也。

然：呼出心与肺，吸入肾与肝。呼吸之间，脾受谷味，其脉在中。浮者阳也，沉者阴也，故曰阴阳也。

呼出为阳，吸入为阴。心肺浮而居膈上为阳，浮者主出，故气之呼出必由心与肺也。肾肝沉而居膈下为阴，沉者主入，故气之吸入，必归肾与肝也。一呼脉再动，心肺主之。一吸脉再动，肾肝主之。

呼吸定息，脉五动闰以太息，脾之候也，故曰呼吸之间，脾受谷味。以脾位中宫，受纳谷味，灌溉诸脏，不专主呼吸，而呼吸无不因之也。

其脉在中者谓中，介乎阴阳之间也。浮谓脉循行皮肤之间，如水漂木，按之不足，举之有余，在表阳之分，故曰浮者，阳也。沉谓脉循行筋骨之间，如石投水，按之有余，举之不足，在里阴之分，故曰沉者，阴也。

脉位之阴阳在尺寸，而脉体之阴阳在浮沉，此不易之定理，故曰阴阳也。《素问》五常政大论云：根于中者命曰神机，神去则机息。根于外者命曰气立，气止则化绝。六微旨大论云：出入废则神机化灭，升降息则气立孤危。故非出入则无以生长壮老已，非升降则无以生长化收藏，是人身气之呼吸出入，血之循环升降之原动力，内外阴阳互为其根也。

心肺俱浮，何以别之？

然：浮大而散者，心也；浮短而涩者，肺也。

肝肾俱沉，何以别之？

然：沉而弦者，肝也；沉而实者，肾也。脾主中州，故其脉在中。是阴阳之法也。

心属火，性炎上，为阳中之阳，故其脉浮大而散。大者指下宽阔，散者有表无里涣漫不收。浮为阳，大散亦阳也。

肺属金，位最高，为阳中之阴，故其脉浮短而涩。短者，缩缩不及本位，涩者，迟滞往来难也。浮为阳，短涩皆阴也。

肝属木，根生于地，枝干条直，为阴中之阳，故其脉沉而弦。弦者，直劲如弓弦也。沉为阴，弦为阳也。

肾属水，性润下，为阴中之阴，故其脉沉而实。实者，按之有力也。沉为阴，实亦阴也。

脾属土，而位居中，旺于四季，主养四脏，故其脉在浮沉之中。是以浮中沉，按取脉所属五脏阴阳之法也。

脉有一阴一阳，一阴二阳，一阴三阳，一阳一阴，一阳二阴，一阳三阴。如此之言，寸口有六脉俱动耶？

然：此言者，非有六脉俱动也，谓浮、沉、长、短、滑、涩也。浮、滑、长，阳也；沉、短、涩，阴也。

所谓一阴一阳者，脉来沉而滑也；一阴二阳者，脉来沉滑而长也；一阴三阳者，脉来浮滑而长，时一沉也。

所谓一阳一阴者，脉来浮而涩也；一阳二阴者，脉来长而沉涩也；一阳三阴者，脉来沉涩而短，时一浮也。各以其经所在，名病之顺逆也。

前言五脏之脉象，以应五行。此言三阴三阳之六脉，以应十二经候病之顺逆也。浮、滑、长三阳脉也，沉、短、涩三阴脉也。浮者轻手得之，沉者重手得之，长者过于本位，短者不及本位，四脉以形言也。滑者往来流利，涩者往来凝滞，二脉以质言也。

六脉浮沉，可以相兼。而长、短、滑、涩不能并见也。各以其经所在，谓十二经病之所在也。顺者，将愈之候。逆者，危殆之诊也。假如一阴一阳之脉沉而滑，见于左尺肾与膀胱之部为顺，见于左寸心与小肠之部为逆，水克火也。一阴二阳之脉沉滑而长，见于左关肝胆之部为顺，见于右关脾胃之位为逆，以阳下乘于阴也。一阴三阳之脉浮滑而长时一沉，见于左寸心小肠之部为顺，见于右尺包络三焦之部为逆，阳伏于阴也。一阳一阴之脉浮而涩，见于右寸肺大肠之部为顺，见于左关肝胆之部为逆，金克木也。一阳二阴之脉长而沉涩，见于左关肝胆之部为顺，见于右关脾胃之位为逆，木克土也。一阳三阴之脉，沉涩而短时一浮，见于左尺肾膀胱之部为顺，见于右寸肺大肠之位为逆，阴伏阳也。比六脉阴阳，见于十二经，各有顺逆之义也。盖心肺脉宜浮，肝肾脉宜沉，反之为逆也。

第五难

难曰：脉有轻重，何谓也？

此承上章浮中沉之诊法，自皮至骨分为五部，以按力之轻重，候五脏之气也。

然：初持脉，如三菽之重，与皮毛相得者，肺部也。如六菽之重，与血脉相得者，心部也。如九菽之重，与肌肉相得者，脾部也。如十二菽之重，与筋相得者，肝部也。按之至骨，举之来疾者，肾部也。此轻重也。

持，犹按也。菽者，众豆之总名。以菽之多寡定按力之轻重，三菽为一分，自皮至骨计五分，此盖假设之辞，以意度之也。《素问》痹论云：肺主身之皮毛，心主身之血脉，脾主身之肌肉，肝主身之筋膜，肾主身之骨髓。五脏生成篇云：肺之合皮毛，心之合脉也，脾之合肉也，肝之合筋也，肾之合骨也。

凡持脉之法，先轻手取浮，而后渐重手取沉。肺最居上，主皮毛，故其脉最轻，如三菽之重，与皮毛之分相得者，肺部也。心在肺下，主血脉，故其脉如六菽之重，与血脉之分相得者，心部也。脾在心下，主肌肉，故其脉如九菽之重，与肌肉之分相得者，脾部也。肝在脾下，主筋，故其脉如十二菽之重，与筋之分相得者，肝部也。肾在肝下，主骨，故其脉沉，按之至骨，举之来急，言其有力而急迫，四难所谓沉而实者，肾部也。此以五脏所主之合部分，定按力之轻重，候其脏气之盛衰，故曰轻重也。此亦越人之创论也。

第六难

难曰：脉有阴盛阳虚，阳盛阴虚，何谓也？

此章以浮沉大小之脉象，候阴阳盛虚之法也。

然：浮之损小，按之实大者，为阴盛阳虚；沉之损小，浮之实大者，为阳盛阴虚，是阴阳虚实之意也。

浮为阳分之候，沉为阴分之候。损小者，气血不足而虚之脉象。实大者，气血太过而实之脉象。人身阴阳之气失其平，则为病。凡诊脉，轻手取之浮分而见减小，重手取之沉分而见实大者，知其为阴盛阳虚之证也。若重手取之沉分而见损小，轻手取之浮分而见实大者，知其为阳盛阴虚之证也。此诊阴阳偏胜之大法，故曰是阴阳虚实之意也。

第七难

难曰：经言，少阳之至，乍大乍小，乍短乍长；阳明之至，浮大而短；太阳之至，洪大而长；太阴之至，紧大而长；少阴之至，紧细而微；厥阴之至，沉短而敦。此六者，是平脉耶？将病脉也？

然：皆王脉也。

经，谓《内经》。三阳脉至之文，今见《素问》平人气象论。而三阴脉至，其文未见，盖脱佚矣。冬至，阴极生阳，阳长则阴消。少阳之至，阳气尚微，离阴未远而气有畅未畅，故其脉象无定，乍大乍小，乍短乍长也。乍者，暂也。阳明之至，则阳虽渐盛而犹有阴，故其脉浮大而短也。太阳之至，为阳盛之极，故其脉洪大而长也。夏至，阳极生阴，阴长则阳消。太阴之至，阴气未盛，阳气尚多，故其脉紧大而长也。少阴之至，则阴气渐盛，故其脉紧细而微也。厥阴之至，则阴气盛极，水凝如石，故其脉沉短而敦也。敦，谓沉重也。平，谓不病之脉。病，谓气失其平之脉。王，谓当令之脉。此三阳三阴之脉，随一岁六气阴阳之消长，气至而脉应，从微而渐盛，当令旺脉之序也。苟明乎此，当其

18

时而得此脉，则知其非平脉，亦非病脉，而为旺脉也。

其气以何月，各王几日？

然：冬至后，已得甲子少阳王，复得甲子阳明王，复得甲子太阳王，复得甲子厥阴王，复得甲子少阴王，复得甲子太阴王。王各六十日，六六三百六十日，以成一岁。此三阴三阳之王时日大要也。

上文言三阳三阴之旺脉，此言三阳三阴之旺时。时至则气应，乃天人合一之理也。盖古造历者，以十一月朔冬至为历元。每岁甲子六周，计三百六十日。然岁实一周三百六十五日四分日之一。每年十二月除小建，约三百五十四日。而气盈朔虚，每岁递迁，于是至日不必皆值甲子矣。越人谓冬至后已得甲子者，以时有常数而不移，气无定刻而或迁，故言甲子以代中气也。冬至后已得甲子少阳旺，谓每岁十一月中气冬至之日，一阳始生，少阳之旺从此始也。复，再也。复得甲子阳明旺，谓再六十日余当正月中气雨水，三阳生之时也。复得甲子太阳旺，谓再六十日余当三月中气谷雨，五阳生之时也。复得甲子太阴旺，谓再六十日余当五月中气夏至，一阴始生之时也。复得甲子少阴旺，谓再六十日余当七月中气处暑，三阴生之时也。复得甲子厥阴旺，谓再六十日余当九月中气霜降，五阴生之时也。旺各六十日，六六三百六十日以成一岁者，以六气之时长短不齐，而以成数大概言之也。故云，此三阴三阳之王时日大要也，与易传凡三百有六十当期之日之意同。

《脉经》引扁鹊阴阳脉法云：少阳之脉，乍小乍大，乍长乍短，动摇六分，王十一月甲子夜半，正月二月甲子王。太阳之脉，洪大以长，其来浮于筋上，动摇九分，三月四月甲子王。阳明之脉，浮大以短，动摇三分，大前小后，状如蝌蚪其至跳，五月六月甲子王。少阴之脉紧细，动摇六分，王五月甲子中，七月八月甲子王。太阴之脉，紧细以长乘于筋上，动摇九分，九月十月甲子王。厥阴之脉，沉短以紧，动摇三分，十一月十二月甲子王。

《素问》至真要大论云：六气之胜，其脉至何如？曰：厥阴之至其脉弦，少阴之至其脉钩，太阴之至其脉沉，少阳之至大而浮，阳明之至短而涩，太阳之至大而长。至而和则平，至而甚则病，至而反者病，至而不至者病，未至而至者病，阴阳易者危。此二条六气之序及脉象与本书不同，录之以备参考。

第八难

难曰：寸口脉平而死者，何谓也？

寸口脉平而死者，如《素问》缪刺论云：邪客于手足少阴太阴足阳明之络，此五络皆会于耳中，上络左角，五络俱竭，令人身脉皆动，而形无知也，其状若尸，或曰尸厥。《史记》扁鹊传，越人诊虢太子之疾即此。而痿痹之证亦脉动如故而身体不仁。故下文以根绝则茎叶枯为喻，盖人性根伤则形无知，命蒂损则体不遂，上下俱绝则死矣。

然：诸十二经脉者，皆系于生气之原，即肾间动气也，此五脏六腑之本，十二经之根，呼吸之门，三焦之原，一名守邪之神。故气者，人之根本也，根绝则茎叶枯矣。寸口脉平而死者，生气独绝于内也。

十二经脉，谓两手六部脉也。系，连属也。生气，人所恃以生之气也。原，通源，谓水泉之所始也。《说文》：根，木株也。木下曰木，从木一在其下，草木之根柢也。人之性命禀于天，而此元气则受之父母，为生之本，故曰生气之原也。肾间动气，谓内肾之下，外肾之上，中间之动气。《黄庭经》所谓上有黄庭，下有关元，前有幽阙，后有命门，呼吸虚无，出入丹田，审能行之可长存。乃人身之大中极，在子方坎位，命蒂所系之处也。五脏六腑位于内，十二经脉见于外，内外之气皆从此生，故曰五脏六腑之本，十二经之根。呼则气出于斯，吸则气纳于斯，故曰呼吸之门。门者，出入之所由也。三焦之功用在相火，而相火则生于肾间之动气，故为三焦之原。人能守此元气以建中立本，则诸邪不能侵其身，故一名守邪之神。《素问》五常政大论所谓中根也。故此元气者，人之根本也。若此原气绝，犹草本之根伤，则生气绝于内而茎叶即萎枯于外矣，故曰寸口脉平而死者，生气独绝于内也。

第九难

难曰：何以别知脏腑之病耶？抑将在脉耶？

此章言脏腑之病，以迟数之脉别之也。

然：数者，腑也；迟者，脏也。数则为热，迟则为寒。诸阳为热，诸阴为寒。故以别知脏腑之病也。

一呼一吸为一息，其脉动五至，此平人无病之诊也。若动至有增减者，则其人阴阳之气失平而为病脉矣。阳气太过则生热，经水沸溢而血行速，故一息六至为数脉，属阳，为病在腑之诊。以邪尚浅，正气未伤，抵抗力强，故曰数者，腑也。阴气太过则生寒，经水凝滞而血行慢，故一息三至为迟脉，属阴，为病在脏之诊。以邪已深，正气衰微，抵抗力弱，故曰迟者，脏也。热则脉数，寒则脉迟，此理之显而易见者也，故曰数则为热，迟则为寒。以此类推，凡浮、滑、长诸阳脉皆为热，沉、涩、短诸阴脉皆为寒。故以此分别，知脏腑之病也。然此只以脏腑阴阳之大要言之，实则脏亦有热病，腑亦有寒病也。

第十难

难曰：人有三虚三实，何谓也？

然：有脉之虚实，有病之虚实，有证之虚实也。

脉之虚实者，濡者为虚，紧牢者为实。

病之虚实者，出者为虚，入者为实；言者为虚，不言者为实；缓者为虚，急者为实。

证之虚实者，痒者为虚，痛者为实；外痛内快为外实内虚，内痛外快为内实外虚。故曰三实三虚也。

精气夺则虚，邪气盛则实。脉，谓两手六部之脉也。病，并也，邪与正相并也，又合并诸证之名也。证，征也，分析病状各征之名也。濡者，脉浮而柔软，气血两虚也，紧者，脉弦而劲，牢者，脉沉而坚实，皆邪盛之诊。此脉之虚实也。出，谓从内而之外，如汗、吐、泄泻、亡血、失精之类。此五脏自病，由内而之外，故为虚，东垣所谓内伤是也。入，谓从外而之内，如六淫外感及饮食结滞，此外邪所伤，由外而之内，故为实，东垣所谓外伤是也。言，谓病而能言也。以五脏自病不由外邪，则神气自清。惺惺而不妨于言，故为虚，不言者，病不能言也，以邪气内郁，神智昏乱，故为实。缓，谓病势之末也渐，由精气夺，故为虚。急，谓病势之来也骤，由邪气盛，故为实。此病之虚实也。痒者，皮腠郁结而欲搔为虚。痛者，气血壅滞而作疼为实。快，爽适也。邪在外而不在内，轻手按之则痛，重手按之则快，为外实内虚。邪在内而不在外，重手按之则痛，轻手按之则快，为内实外虚。凡病按之痛者皆为实，按之快者，皆为虚，此证之虚实也。以此三者合而诊之，则病之属虚属实，自无遁情矣。故曰三虚三实也。

第十一难

难曰：经言脉不满五十动而一止，一脏气绝者，果何脏也？

《灵枢》根结篇云：一日一夜五十营，以营五脏之精。不应数者，名曰狂生。所谓五十营者，五脏皆受气，持其脉口，数其至也。五十动而不代者，五脏皆受气。四十动一代者，一脏无气。三十动一代者，二脏无气。二十动一代者，三脏无气。十动一代者，四脏无气。不满十动一代者，五脏无气。所谓五十动而不一代者，以为常也。予之短期者，乍数、乍疏也。此章引经文而约言之。动，谓脉至也。止，谓按之觉于指而中止也。一脏气绝，谓其脏之气已断，故脉行至此则断而不续也。

然：吸者随阴入，呼者随阳出。今吸不能至肾，至肝而还，故知一脏气绝者，肾气先尽也。

呼出心与肺，吸入肾与肝，呼吸之间，则脾受之。人一呼，脉再动，一吸，脉再动，呼吸定息，脉五动，而肺心脾肝肾五脏周遍矣。十息，则五十动而不见止脉，则五脏皆和，故息数与脉数相应，为无病之平人也。盖一之十，乃天地生成之数，而五十乃合大衍之数也。若不满五十而动见一止者，以吸则阳随阴入，呼则阴随阳出，今吸不能至肾至肝而还，则阳不能荣于下，故知一脏气绝，而为肾气先尽者，以肾居最下，而道远也。尽，衰竭也。肾气衰竭，则不能随诸脏之气而上，亦不能内受吸入之气，故脉应之而止也。

第十二难

难曰：经言东方实、西方虚，泻南方，补北方，何谓也？

所引经言，今《内经》未见，盖佚文也。东方实，西方虚，泻南方，补北方，即六十九难实则泻其子，虚则补其母之义。

然：东方木也，西方金也。木欲实，金当平之；火欲实，水当平之；土欲实，木当平之；金欲实，火当平之；水欲实，土当平之；东方者，肝也，西方者，肺也，肝实则肺虚矣。

南方者，火也，木之子也；北方者，水也，木之母也，金之子也。子能令母实，母能令子虚。泻南方，补北方者，欲令金能平木也。

经曰，不能治其虚，何问其余，此之谓也。

四方者，五行之正位也。其旺应四时，即春应东方木，夏应南方火，秋应西方金，冬应北方水，长夏应中央土。其在人，则东方木为肝，南方火为心，西方金为肺，北方水为肾，中央土为脾，五脏之气当互相平。或一脏有所偏胜，则虚实见而为病矣。实，谓有余之为患也。平者，去其有余也。五行以胜相克，故曰木欲实，金当平之；火欲实，水当平之；土欲实，木当平之；金欲实，火当平之；水欲实，土当平之，此五行相克之理也。

夫东方之实，则因于西方虚也。而南方火，为木之子，北方水，为木之母，而金之子也。子能令母实，母能令子虚，故泻南方之火，以抑其木，补北方之水，以济其金。如此，则实者平而虚者复，而东西自无偏胜偏亏之患矣。故曰，欲令金能平木也。

夫东实西虚，而设泻南补北之法，乃求虚实之源，而治其本也。盖肾水足，则金不耗而肺不虚，木得养而肝不燥，肝不燥，则木不侮土而脾和。此补肾一法，所以为平肝、益肺、泻心、和脾之要妙也。苟不明乎此，即经曰不能治其虚，何必更问其余施治之法乎，此之谓也。

此章论治肝实之法，见《金匮要略》：夫肝之病，补用酸，助用焦苦，益用甘味之药调之。酸入肝，焦苦入心，甘入脾，脾能伤肾，肾气微弱，则水不行，水不行，则心火气盛，则伤肺，肺被伤，则金气不行，金气不行，则肝气盛，则肝自愈，此治肝补脾之要妙也。肝虚则用此法，实则不在用之。与此章之义互相发明，合而观之，则肝实当补其先天之肾水，肾水足，则四脏循环滋生。而肝虚，当补后天之脾土，脾土健，则四脏交相受益。此开治肝病之两大法门也。

第十三难

难曰：经言见其色而不得其脉，反得相胜之脉者死，得相生之脉者病即自已。色之与脉，当参相应，为之奈何？

经言，今见《灵枢》邪气脏腑病形篇。已，愈也。参，合也。此引经而言诊视之法也。

然：五脏有五色，皆见于面，亦当与寸口尺内相应，假令色青，其脉当弦而急；色赤，其脉当浮大而散；色黄，其脉当中缓而大；色白，其脉当浮短而涩；色黑，其脉当沉濡而滑。此谓五色之与脉，当相参应者也。假令色青，其脉浮短而涩，若中缓而大，此为相胜，死不治。其脉浮大而散，若沉濡而滑，此为相生，虽病不死也。

五脏之脉亦当与皮肤相应，假令脉急，则人之皮肤亦急，脉散则人之皮肤亦散，脉缓则人之皮肤亦缓；脉涩则人之皮肤亦涩；脉滑则人之皮肤亦滑，其不相应者病。

经言知一为下工，知二为中工，知三为上工。上工者十全九，中工者十全八，下工者十全六，此之谓也。

五脏有五色者，《灵枢》五色篇云：青为肝，赤为心，白为肺，黄为脾，黑为肾也。皆见于面者，《灵枢》五阅五使篇云：鼻者，肺之官也，目者，肝之官也；口唇者，脾之官也；舌者，心之官也；耳者，肾之官也，五官以候五脏是也。

寸口，谓两手六部脉也。尺内，谓关部至尺泽臂内之皮肤也。假令色青，其脉当弦而急；色赤，其脉当浮大而散；色黄，其脉当沉濡而滑，此谓五色之与脉相参应，五脏之气和而无病之诊也。

假令色青，其脉浮短而涩，此金克木也。若或得中缓而大之脉，此木克土也。二者乃色与脉相胜，故其病必死而不可治也。若或得脉浮大而散，此木生火也。若其脉沉濡而滑，此水生木也。二者乃色与脉相生，故虽病剧而不死也。此举肝为例，余脏可以类推。五脏之脉亦当与尺内臂里之皮肤相应。假令脉急，则尺内之皮肤亦急；脉散，则尺内之皮肤亦散；脉缓，则尺内之皮肤亦缓；脉涩，则尺内之皮肤亦涩；脉滑，尺内之皮肤亦滑，其不相应者，亦病之征验也。急者，肝脉；散者，心脉；缓者，脾脉；涩者，肺脉；滑者，肾脉，此五脏之脉也。知一，谓色、脉、皮肤，三者之中，能明其中一也。全，谓诊断不误也。兹节录经文于后，以备参考。

《灵枢》邪气脏腑病形篇云：见其色，知其病，命曰明；按其脉，知其病，命曰神；问其病，知其处，命曰工。夫色脉与尺之相应也，如桴鼓影响之相应也，不得相失也，此亦本末根叶之出候也，故根死则叶枯矣。色脉形肉不得相失也，故知一则为工，知二则为神，知三则神且明矣。色青者，其脉弦也；赤者，其脉钩也；黄者，其脉代也；白者，其脉毛；黑者，其脉实。见其色而不得其脉，反得其相胜之脉则死矣，得其相生之脉，则病已矣。色脉已定，调其脉之缓、急、小、大、滑、涩，而病变定矣。脉急者，尺之皮肤亦急；脉缓者，尺之皮肤亦缓；脉小者，尺之皮肤亦减而少气；脉大者，尺之皮肤亦贲而起，脉滑者，尺之皮肤亦滑；脉涩者，尺之皮肤亦涩。凡此变者，有微有甚。故善调尺者，不待于寸，善调脉者，不待于色。能参合而行之者，可以为上工，上工十全九。行二者为中工，中工十全七。行一者，为下工，下工十全六。

第十四难

难曰：脉有损至，何谓也？

然：至之脉，一呼再至曰平，三至曰离经，四至曰夺精，五至曰死，六至曰命绝，此至之脉也。

一呼一至曰离经，二呼一至曰夺精，三呼一至曰死，四呼一至曰命绝，此损之脉也。

至脉从下上，损脉从上下。

损者，阳气不足，而脉动之数减少也。至者，阳气太过，而脉动之数加多也。诊损至之脉法，当以医者之息数，定病者之至数。一呼再至，则一息四至，脉之常也，故曰平，谓阴阳之气和平也；一呼三至，则一息六至，阳初胜阴，故曰离经，谓离其经常之度数也；一呼四至，则一息八至，阳胜于阴，故曰夺精，谓精气夺削也；一呼五至，则一息十至，而阳胜阴亡，故曰死，谓其必死也；一呼六至，则一息十二至，阳亢已极，故曰命绝，谓其生气已绝，仅有脉之动而已也。此皆阳盛阴虚，至之脉也。一呼一至，则一息二至，阴始胜阳，故亦曰离经；二呼一至，则一息一至，阴胜于阳，故亦曰夺精；三呼一至，则一息半一至，而阴胜阳亡，故亦曰死；四呼一至，则二息一至，阴胜已极，故亦曰命绝。此皆阴胜阳衰，损之脉也。至脉从下上者，肾先病而渐之肺也。损脉从上下者，肺先病而渐之肾也。陈廷芝曰：至，进也。阳独盛而至数多也。损，减也。阴独盛而至数少也。至脉从下上，谓无阴而阳独至于上，则阳亦绝而死矣。损脉从上下，谓无阳而阴独行至于下，则阴亦尽而死矣。

损脉之为病，奈何？

然：一损损于皮毛，皮聚而毛落；二损损于血脉，血脉虚少，不能营于五藏六腑也；三损损于肌肉，肌肉消瘦，饮食不能为肌肤；四损损于筋，筋缓不能自收持；五损损于骨，骨痿不能起于床。反此者，至之脉也。从上下者，骨痿不能起于床者死；从下上者，皮聚而毛落者死。

肺主身之皮毛，心主身之血脉，脾主身之肌肉，肝主身之筋膜，肾主身之骨髓。五脏损于内，则所主之合见于外，由是察其外而可知其内也。故皮聚毛落者，为肺损之候。皮聚，谓皮枯而缩也。毛落，谓毛脱也。血脉虚少者，为心损之候。肌肉消瘦者，为脾损之验。筋缓不能自收持者，为肝损之应。骨痿不能起于床者，为肾损之诊。五脏肺居最上，而心次之，脾次之，肝次之，肾在最下。故从上下者，一损肺，二损心，三损脾，四损肝，五损肾。损之已极，五脏俱损，故死。从下上者，自肾先病，再至肝，三至脾，四至心，五至肺。至之已极，五脏皆伤，故亦死也。肺居最上之阳位，阳损则寒，故损脉类于迟脉也。肾居最下之阴部，阴损则热，故至脉类于数脉也。

治损之法奈何？

然：损其肺者，益其气；损其心者，调其营卫；损其脾者，调其饮食，适其寒温；损其肝者，缓其中；损其肾者，益其精，此治损之法也。

损，犹伤也。肺主气，故治肺损者，当益其气也。心主血脉。营卫者，血之所充。清者为营，浊者为卫。营在脉中，卫在脉外。故治心损者，调其营卫也。脾主化水谷饮食。寒温者，肌肉之所由生。故治脾损者，当调其饮食，适其寒温。如春凉食、夏冷食、秋温食、冬热食及衣服起居，各当其时是也。肝主怒，其气急，故治肝损者，当缓其中。《素问》所谓肝苦急，急食甘以缓之之义也。肾主精，故治肾损者，当益其精也。曰益、曰调、曰适、曰缓，此治五脏虚损之法也。不言治至者，虽有从上从下之殊，而五脏之病状则一。故言治损而治至之法，亦不外斯矣。

脉有一呼再至，一吸再至；有一呼三至，一吸三至；有一呼四至，一吸四至；有一呼五至，一吸五至；有一呼六至，一吸六至；有一呼一至，一吸一至；有再呼一至，再吸一至，有呼吸不至。脉来如此，何以别知

其病也？

然：脉来一呼再至，一吸再至，不大不小曰平。一呼三至，一吸三至，为适得病，前大后小，即头痛目弦；前小后大，即胸满短气。一呼四至，一吸四至，病欲甚，脉洪大者，苦烦满；沉细者，腹中痛，滑者伤热；涩者中雾露。一呼五至，一吸五至，其人当困，脉沉细者夜加，浮大者昼加，不大不小，虽困可治，其有大小者为难治。一呼六至，一吸六至，死脉也，沉细夜死，浮大昼死，一呼一至，一吸一至，名曰损，人虽能行，犹当着床，所以然者，血气皆不足故也。再呼一至，再吸一至，名曰无魂，无魂者，当死也，人虽能行，名曰行尸。上部有脉，下部无脉，其人当吐，不吐者死。上部无脉，下部有脉，虽困无能为害。所以然者，人之有尺，譬如树之有根，枝叶虽枯槁，根本将自生，脉有根本，人有原气，故知不死。

此再举损至之脉，而详发其未尽之义。一呼再至，一吸再至，谓一息四至也。不大不小，言不洪大，亦不沉细也。平者，阴阳之气平，无病之脉也。一呼三至，一吸三至，谓一息六至也。适，初也。适得病，犹言初得病而未甚，即上文离经之义，仅为有病之脉也。前为寸部，后为尺部。大脉属阳而热，小脉属阴而寒。寸部脉大，尺部脉小，乃病气在阳，升而不降，故头痛目眩也。寸部脉小，尺部脉大，乃病气在阴，降而不升，故胸满气短也。

一呼四至，一吸四至，则一息八至。较之适得病加二至矣，故曰病欲甚，即上文夺精之义，言其病将深也。洪大为阳，邪外越，病在胸膈，故苦烦满。烦者，内热而不安；满者，胀闷而不舒也。沉细为阴，邪内陷，病在腹中，故腹痛。滑为血实，热伤气而不伤血，血自有余，故脉滑。八至而滑，故为伤热。涩为湿滞，雾露之寒伤人营血，血受寒则脉涩。八至而涩，为中雾露也。

一呼五至，一吸五至，则一息十至也。困者，势危而近于死也。十至之脉若见沉细，此阳将竭而见阴，阴旺于夜，故夜时病加甚。十至之脉若见浮大，此阴将竭而见阳，阳旺于昼，故昼时病加甚。不大、不小，言不浮大不沉细，虽见十至而困危，犹为可治也。若十至而见洪大、沉细则阴阳偏胜已极，故为难治。

一呼六至，一吸六至，则一息十二至。为阳极阴亡，故曰死脉，即上文命绝之义。沉细为阴脉，夜则阴盛之时，以阴遇阴，故夜死，阳绝故也。浮大为阳脉，昼则阳盛之时，以阳遇阳，故昼死，阴绝故也。

一呼一至，一吸一至，则一息二至，名曰损脉，以血气皆不足也。损脉从上下，人虽能行，犹当着床，谓病初损肺，人必能行。因其能行而不治，则必渐及于心脾肝肾，血气俱损而着床不能起也。

再呼一至，再吸一至，则一息一至也。魂，阳之灵也。阳已败绝，则魂去魄存，故曰无魂当死也。其人虽能行动，但游气未散，尸魄蠢动而已，所以谓之行尸。

上部，寸也；下部，尺也。寸部有脉，尺部无脉者，乃邪实在上，阻碍生气不得通达，当吐其邪而升其气。东垣所谓，饮食过饱，填塞于胸中太阴之分，而春阳之令不得上行，是谓木郁，木郁则达之，谓吐之是也。当吐不得吐，其人壅塞而死，故曰不吐者死。一说，若无吐证，则是其人原气之根已绝于下，故知必死，亦通。若寸部无脉而尺部有脉者，阴气盛而阳气微，故病虽困危，犹为可治，无能为害也。所以然者，人犹树也，尺犹根也，人无寸脉而有尺脉，犹树无枝叶而有根本。原气者，肾间动气也，为人生命之根本。人有是气，故知不死。此言呼吸不至之脉也。

第十五难

难曰：经言春脉弦，夏脉钩，秋脉毛，冬脉石，是王脉耶？将病脉也？

然：春脉弦者肝，东方木也，万物始生，未有枝叶，故其脉之来，濡弱而长，故曰弦。

夏脉钩者心，南方火也，万物之所茂，垂枝布叶，皆下曲如钩，故其脉之来，来疾去迟，故曰钩。

秋脉毛者肺，西方金也，万物之所终，草木华叶，皆经秋而落，其枝独在，若毫毛也，故其脉之来，轻虚以浮，故曰毛。

冬脉石者肾，北方水也，万物之所藏也，极冬之时，水凝如石，故其脉之来，沉濡而滑，故曰石。此四时之脉也。

此引《素问》平人气象论及玉机真脏论所言四时之脉象，以起下文平脉、病脉、死脉之义。

春脉弦者，肝旺于春，而脉应之也。东方木，万物之所以始生，未有枝叶，端直以长，故其脉气之来，亦濡弱而长，如弦而柔和也。

夏脉钩者，心旺于夏，而脉应之也。南方火，万物之所以长茂，垂枝布叶，皆下曲如钩，乃阳盛阴衰之象也。

秋脉毛者，肺旺于秋，而脉应之也。西方金，万物之所终收，草木华叶皆落，其枝独在，若毫毛。肺虚在上，主皮毛，故其脉气之来，轻虚以浮，如毛也。

冬脉石者，肾旺于冬，而脉应之也。北方水，万物之所以合藏，其气敛聚，水凝如石，故其脉气之来，沉濡而滑，如石也。

此四时之旺脉，以木为喻者，盖唯木为因时迁变也。

其变奈何？

然：春脉弦，反者为病。其气来实而强，是谓太过，病在外；气来虚微，是谓不及，病在内。软弱招招，如揭长竿末梢曰平；盈实而滑，如循长竿曰病；急而益劲，如新张弓弦曰死。故春脉微弦曰平，弦多胃气少曰病，但弦无胃气曰死。春以胃气为本。

夏脉钩，反者为病。其气来盛去盛，是谓太过，病在外；来不盛去反盛；是谓不及，病在内。累累如连珠，如循琅玕曰平；喘喘连属，其中微曲曰病；前曲后居，如操带钩曰死。故夏脉微钩曰平，钩多胃气少曰病，但钩无胃气曰死。夏以胃气为本。

秋脉毛，反者为病。毛而中央坚，两旁虚，是谓太过，病在外；毛而微，是谓不及，病在内。厌厌聂聂，如落榆荚曰平；不上不下，如循鸡羽曰病；如物之浮，如风吹毛曰死。故秋脉微毛曰平，毛多胃气少曰病，但毛无胃气曰死。秋以胃气为本。

冬脉石，反者为病。来如弹石，是谓太过，病在外；去如数，是谓不及，病在内。喘喘累累如钩，按之而坚曰平；来如引葛，按之益坚曰病；发如夺索，辟辟如弹石曰死。故冬脉微石曰平，石多胃气少曰病，但石无胃气曰死。冬以胃气为本。

此总言四时之变脉。变，谓失常也。

春三月，脉当微弦，反是者，则为肝病。气者，脉之力也。脉因气行，气来即脉来也。少阳之至，脉当微弱，其气来实而强，此阳气盛，是谓太过。太过属阳，邪自外入而发于表，故病在外。气来虚微，是谓不及。不及属阴，而怯于中，故病在内，由中出也。招招，犹迢迢也。揭，高举也。高揭长竿，梢必柔软。软弱招招，如揭长竿末梢，即濡弱而长弦，而有胃气之脉，故曰平。循，抚也，按也。盈实而滑，如循长竿者，长而不软，乃弦多胃气少之脉，故曰病。劲，强急也。急而益劲，如新张弓弦，乃但弦无胃气之脉，故曰死。

夏三月，脉当微钩，反是者，则为心病。其气来盛去盛，钩而实强，是谓太过，病在外。其气来不盛，去反盛，钩而虚微，是谓不及，病在内。连珠者，盛满滑利之象。琅玕，乃玉之似珠者。累累如连珠，如循琅玕,言其光滑柔润,乃来疾去迟,钩而有胃气之脉,故曰平。喘喘连属,急促相仍也。曲,谓伸手而偃曲也。喘喘连属,其中微曲,乃钩多胃气少之脉,故曰病。前,谓寸。后,谓尺。居,不动也。操,持也。带钩者,革带之钩,前曲后直而坚也。前曲后居,如操带钩,乃但钩无胃气之脉,故曰死。

秋三月,脉当微毛,反是者,则为肺病。毛而中央坚,两旁虚,其气来实强,是谓太过,病在外。毛而微,是谓不及,病在内。厌厌聂聂,浮薄而虚之象,如落榆荚,此轻虚以浮,毛而有胃气之脉,故曰平。不上不下,往来涩滞也。如循鸡羽,即中央实,两旁虚之象,此毛多胃气少之脉,故曰病。如物之浮,如风吹毛,轻虚以浮,散乱无根,此但毛无胃气之脉,故曰死。

冬三月,脉当微石,反是者,则为肾病。其气来如弹石之实强,是谓太过,病在外。其气去如数,乃石而虚微,是谓不及,病在内。冬脉沉石,故按之而坚,若过于石,则沉伏不振矣,故必喘喘累累,如心之钩,按之而坚,阴中藏阳,此沉濡而滑石而有胃气之脉,故曰平。其气之来,如引葛蔓,坚搏牵连,按之益坚,此石多胃气少之脉,故曰病。其气之来,发如夺索,其劲过甚,辟辟如弹石,其坚过甚,此但石无胃气之脉,故曰死。

此言四时之脉，皆以胃气为本，故有胃气则生，胃气少则病，无胃气则死。于弦、钩、毛、石中，有和缓柔软之体，为胃气也。

长夏之脉何如？

然：脾脉浮，反者为病。其来如水之流，是谓太过，病在外；如乌之喙，是谓不及，病在内。和柔相离，如鸡践地曰平；实而盈数，如鸡举足曰病；锐坚如乌之喙、如鸟之距曰死，故长夏脉微缓曰平，缓多胃气少曰病，但代无胃气曰死。长夏以胃气为本。

长夏之时，脉当浮缓，反是者，则为脾病。其气之来，混混如水之流，是谓太过，病在外。如乌之喙而坚锐，是谓不及，病在内。和柔，雍容不迫也。相离，匀净分明也。如鸡践地，从容轻缓也。此微缓而有胃气之脉，故曰平。实而盈数，强迫不和也。如鸡举足，轻疾不缓也。此缓多胃气少之脉，故曰病。锐坚不柔，如乌之喙，如鸟之距，此但代无胃之脉，故曰死。

无胃气奈何？

然：脏之真脉见也。春脉不弦，中外急，如循刀刃责责然，如按琴瑟弦；夏脉不钩，坚而搏，如循薏苡子累累然；秋脉不毛，大而虚，如以毛羽中人肤；冬脉不石，搏而绝，如指弹石辟辟然；长夏之脉不代，弱而乍疏乍数也。

《素问》平人气象论云：平人之常气，禀于胃，胃者，平人之常气也。人无胃气曰逆，逆者死。真脏脉者，但见本脏之脉而无胃气也。杨上善曰：无余物相杂，故名真也。五脏之气，皆胃气和之，不得独用。如至刚不得独用，独用则折，和柔用之即固也。平人之常气，五脏之气和于胃气则生，若真脏独见而无胃气，则脏气之本源绝，故必死也。

春脉不弦，中外急，如循刀刃责责然，如按琴瑟弦者，言细急坚搏，此肝之真脏脉见也。夏脉不钩，坚而搏，如循薏苡子累累然者，言短实坚强，此心之真脏脉见也。秋脉不毛，大而虚，如以毛羽中人肤者，浮虚无力之甚，此肺之真脏脉见也。冬脉不石，搏而绝，如指弹石，辟辟然者，沉而坚搏之甚，此肾之真脏脉见也。长夏之脉不代，弱而乍疏乍数者，则和缓全无，此脾之真脏脉见也。

按：通行本之错误，此章尤甚，而注家皆顺文敷衍曲为之解。本书所言各脏脉，悉与经合，可正千古之谬。

第十六难

难曰：脉有三部九候，有阴阳，有轻重，有六十首，有一脉变为四时，离圣久远，各守一法，各是其是，何以别之？

脉有三部九候、阴阳、轻重，俱见于前。六十首者，《素问》方盛衰论云：圣人持诊之道，先后阴阳而持之，奇恒之势乃六十首。王启玄云：奇恒势六十首，今世不传，或谓即四十八难一脉十变，亦通。一脉，谓胃气也。变为四时者，遇春夏秋冬而变见弦钩毛石也。诊法有是数者，皆出于轩岐，而后人各守一法，不能会通，故设问以发其义。

然：皆是也，持其脉须别其证。假令得肝脉，其外证善洁，面青善怒，其内证脐左有动气，按之牢若痛，其病四肢满闭，淋溲便难，转筋，有是者肝也，无是者非也。

假令得心脉，其外证面赤，口干，善笑，其内证脐上有动气，按之牢若痛，其病烦心，心痛，掌中热而哕，有是者心也，无是者非也。

假令得脾脉，其外证面黄，善噫、善思、善味，其内证当脐有动气，按之牢若痛，其病腹胀满，食不消，体重节痛，怠惰嗜卧，四肢不收，有是者脾也，无是者非也。

假令得肺脉，其外证面白，善嚏，悲愁不乐，欲哭，其内证脐右有动气，按之牢若痛，其病喘咳，洒淅寒热，有是者肺也，无是者非也。

假令得肾脉，其外证面黑，善恐，善欠，其内证脐下有动气，按之牢若痛，其病逆气，小腹急痛，泄利下重，足胫寒而逆，有是者肾也，无是者非也。

言诊法固有不同，而证候可以考验，见是脉得是证，则可断为是病，则庶乎其不差矣。假令诊得肝脉，肝与胆合，为清净之府，故其外证善洁。善，犹喜好也。肝在色为青，在志为怒，故面青善怒也。其内证脐左有动气，按之牢若痛者，肝之积，名肥气，在脐之左也。牢者，气结而坚，痛者，气郁而滞，故按之坚牢不移而痛也。肝气瞋郁则四肢满闭，左传所谓风淫末疾也。足厥阴脉循阴股，结于阴器。肝病则气逆而不行于下，故淋溲不得小便，而大便亦难也。肝主筋，病则转筋也。见肝之脉，得肝之证，则是肝病，否则非肝病也。

假令诊得心脉，心在色为赤，故其外证面赤。心气通于舌，火上炎故口干。心在声为笑，故喜笑。其内证脐上有动气，按之牢若痛者，心之积名伏梁，在脐上也。心中热，故烦心。病在本脏，故心痛。手少阴之脉入掌内，故掌中热。哕，干呕也。心病则火盛而上冲，故哕也。见心之脉，得心之证，则是心病，否则非心病也。

假令诊得脾脉，脾在色为黄，故其外证面黄。《灵枢》口问篇云：寒气客于胃，厥逆从下上散，复出于胃，故为噫。胃者，脾之府，脾气不顺，在变动为噫，故善噫。脾在志为思，故善思。脾受谷味，在窍为口，故善味。其内证当脐有动气，按之牢若痛者，脾之积名痞气，当脐之中也。脾病不运，故腹胀满。不能化谷，故食不消。脾主身之肌肉，故病则体重节痛、怠惰嗜卧也。四肢，手足也。不收，少气力也。脾主四肢，故病四肢不收。见脾之脉，得脾之证，则是脾病，否则非脾病也。

假令诊得肺脉，肺在色为白，故其外证面白。《灵枢》口问篇云：阳气和利，满于心，出于鼻，故嚏。肺气通于鼻，故善嚏。肺在志为忧，在声为哭，故悲愁不乐欲哭也。其内证脐右有动气，按之牢若痛者，肺之积，名息贲，在右胁下也。肺主气，邪在肺则气道涩而不顺，故病喘咳。肺主皮毛，风寒所伤，故洒淅寒热。见肺之脉，得肺之证，则是肺病，否则非肺病也。

假令诊得肾脉，肾在色为黑，在志为恐，故其外证面黑善恐。《灵枢》口问篇云：阴气积于下，阳气未尽，阳引而上，阴引而下，阴阳相引故数欠。肾主欠、故善欠。其内证脐下有动气，按之牢若痛者，肾之积，名贲豚，在脐下也。生气根于肾，病则下气不藏而上逆，故病气逆。肾居近于小腹，故小腹急痛。泄利下重，即大瘕泄，而里急后重也。下重者，气下坠不收也。肾主骨，足少阴之脉循内踝之后，别入根中，以上踹内，故肾病则足胫寒而逆。见肾之脉，得肾之证，则是肾病，否则非肾病也。

第十七难

难曰：经言病或有死，或有不治自愈，或连年月不已，其生死存亡，可切脉而知之耶？

所引经言，错见各章。病或有死者，谓不可治也，即下文之相克脉。不治自愈者，不待针灸医药而病自愈也，即十三难之相生脉。连年月不已者，久病也，即五十五难之积聚痼疾。人之受病轻重浅深，有是三者之别，其生死存亡，诊其脉可以知也。

然：可尽知也。病若闭目不欲见人者，当得肝脉弦急而长，其反得肺脉浮短而涩者，死也。

病若吐血，若衄衄者，脉当浮细，其反得沉紧脉者，死也。

病若谵言妄语者，大便当结，脉当浮大，其反得沉细脉，手足厥冷者，死也。

病若腹大泄者，脉当沉细而微，反得紧大脉者，死也。

其病之不治自愈者，得相生之脉也。其连年月不已者，虚故也。

肝开窍于目，闭目不欲见人者，肝病也。脉病欲相应，故当得肝脉弦急而长，则病易治。若肝病而反得肺脉浮短而涩，是金来克木，故曰死也。肺主气，血为气配，凡吐血衄血皆由于肺，必伤其气，血脱则脉虚，故当浮细。若反得沉紧脉者，病虚脉实，故曰死。《素问》玉机真脏论所谓脱血而脉实，难治也。谵言妄语，胃家实之证，大便当结，脉当浮大。若反得沉细脉，为阳病见阴脉，病实脉虚，兼之手足厥冷者，脾主四肢，其气败绝，故曰死也。腹大泄者，腹胀而泄也，证属于阴，脉当沉细而微，脉证相应为可治。反得紧大脉者，病虚脉实，故曰死也。《素问》玉机真脏论所谓泄而脉大，难治是也。凡此五者，病脉相反，故为必死。相生之脉，谓脉证相应，故不治可以自愈。虚谓精气夺，故连年月不已也。

第十八难

难曰：脉有太过，有不及，有阴阳相乘，有覆有溢，并有关有格，何谓也？

太过不及者，脉见本位而言病脉也。阴阳相乘者，脉越本位而言。阴乘阳，则阴过而犯阳；阳乘阴，则阳过而犯阴，此太过不及之甚。复溢关格又相乘之甚，皆死脉也。义详于下。

然：关之前者，阳之动也，脉当九分而浮。过者，法曰太过，减者，法曰不及，遂上鱼为溢，此为外关，阴乘阳之脉也。

关以后者，阴之动也，脉当一寸而沉。过者，法曰太过，减者，法曰不及。遂入尺为覆，此为内格，阳乘阴之脉也。

故曰：覆溢者是其真脏之脉，得之者不病而死也。

关前为阳，寸脉所动之位，当见九分而浮。九为天之成数，浮为阳脉，此其常也。过，谓浮出九分，过于本位也。减，谓浮不至九分，不及本位也。法，谓诊脉之准则。遂，谓径行而直前。鱼，即鱼际。上鱼，谓浮至鱼际之分，太过之甚也。溢，如水之溢，由内而出乎外。关者，闭绝交通之义。此阴气太盛，则阳气不能荣，故曰外关。乃阴乘于阳位，以致孤阳上越之脉也。关后为阴，尺脉所动之位，当见一寸而沉。一寸者，十分，为地之成数。沉为阴脉，是其常也。过，谓沉过一寸也。减，谓沉不及一寸也。尺，谓一寸后至尺泽之内也。入尺，谓沉至尺内之分，太过之甚也。覆，如物之覆，自上而倾于下。格者，捍格相离之义。此阳气太盛，则阴气弗能荣，故曰内格。乃阳乘于阴位，以致独阴下陷之脉也。阴乘阳则溢，为外关。阳乘阴则覆为内格。故曰覆溢，此皆阴阳偏胜之极，离绝而不相荣，是其真脏之脉，虽不病而必死也。关格之义见三十七难，当合观之。

第十九难

难曰：脉有逆顺，男女有恒，而反者，何谓也？

逆，反也。顺，从也。恒，常也。男脉在关上，女脉在关下，男子尺脉恒弱，女子尺脉恒盛，此阴阳之理，男女之常，各有一定之法也。反，谓上下之强弱相反，而变其常也。

然：男子生于寅，寅为木，阳也；女子生于申，申为金，阴也。故男子脉在关上，女子脉在关下。是以男子尺脉恒弱，女子尺脉恒盛，是其常也。反者，男得女脉为逆，女得男脉亦为逆。

此推本天地始生男女之理，以明脉之阴阳所以不同也。男子生于寅者，一阳生于子，二阳长于丑，三阳至寅则乾道成而为男也。女子生于申者，一阴生于午，二阴长于未，三阴至申则坤道成而为女也。一说三阳始生于立春建寅之日，故曰男子生于寅木阳也；三阴生于立秋建申之日，故曰女子生于申金阴也。男子阳气盛故脉在关上，而尺脉恒弱；女子阴气盛故脉在关下，而尺脉恒盛。是其所禀之常性也。反，谓当盛反弱、当弱反盛，男女相易，故为逆也。

其为病也，何如？

然：男得女脉为不足，病在内，左得之病在左，右得之病在右；女得男脉为太过，病在外，左得之病在左，右得之病在右。随脉言之，此之谓也。

此言男女脉之阴阳反常而为病也。男为阳，女为阴。男子之阳常胜于女，而女子之阴亦常胜于男。故男子之寸脉当盛于尺，而女子之尺脉当盛于寸也。男得女脉为不足者，寸脉弱，为阳气不足，故病在内之心腹也。左寸脉弱病在左，右寸脉弱病在右也。女得男脉为太过者，寸脉盛为阳气有余，故病在外之四肢也。左寸脉盛病在左，右寸脉盛病在右也。不言尺脉者，人之有尺，犹树之有根，欲其盛而不可得。若男得女脉而尺盛，岂可谓之不足乎！女得男脉而尺弱，岂可谓之太过乎！故不足太过皆随男女之寸脉言之，此之谓也。

第二十难

难曰：经言脉有伏匿，何谓也？

此所引经言，亦佚文也。伏，隐也。匿，藏也。脉有伏匿，谓不见于本位，反隐藏于他部而见也。

然：谓阴阳更相乘、更相伏也。脉居阴部而反阳脉见者，为阳乘阴也。脉虽时沉，若涩、若短，此为阳中伏阴也。

脉居阳部而反阴脉见者，为阴乘阳也。脉虽时浮，若滑、若长，此为阴中伏阳也。

故重阳者狂，重阴者癫。脱阳者见鬼，脱阴者目盲。

此言阴阳相乘之中，又有相伏之义。乘，犹乘车之乘，出于其上也。伏，犹伏兵之伏，隐于其中也。更相乘者，阴胜则乘阳，阳胜则乘阴也。更相伏者，阴胜则阳伏，阳胜则阴伏也。居，犹在也。阴部，尺部也。阳脉，谓浮、滑、长之类。尺部而见阳脉，乃阳乘于阴也。而阳脉之中，偶杂沉、涩、短之脉，此乃阳中伏阴也。阳部，寸部也。阴脉，谓沉、涩、短之类。寸部而见阴脉，乃阴乘于阳也。而阴脉之中，偶杂浮、滑、长之脉，此乃阴中伏阳也。

夫阳部而见阳脉，宜也。设阴部亦见阳脉，尺寸皆阳，谓之重阳。重阳则阴部失滋燥之权，阳邪飞越而为狂。其状自高贤智，登高而歌，弃衣而走，骂詈不避亲疏，皆自有余而主动。阴部而见阴脉，宜也。设阳部亦见阴脉，尺寸皆阴，谓之重阴，重阴则阳部失宣和之令，阴邪郁结而为癫。其状僵仆于地，闭目不醒，阴极阳复，良久却甦，皆自不足而主静。此皆邪气既盛，至伤其神，故其病若斯，由阴阳偏盛而然也。若偏极而至于纯阴、纯阳，并无伏匿之机，必至脱阳则见鬼，脱阴则目盲也。脱，犹离也。鬼者，幽阴之物。脱阳则纯乎阴矣，故见之也。目者，五脏精华之所聚，阴脱则五脏之气不荣于目，故目盲无所见也。

第二十一难

难曰：经言人形病脉不病，曰生；脉病形不病，曰死。何谓也？

此发明形脉先后受病之义。形病脉不病，乃邪之受伤犹浅，不能变乱气血，故曰生。脉病形不病，则邪气已深伏而未发，气血先乱，故曰死。所谓经言，今亦无考。

《伤寒论》平脉法云：脉病人不病，名曰行尸，以无王气，卒眩仆不省人事，短命则死；人病脉不病，名曰内虚，以无谷神，虽困无苦。与此章之义互相发也。

然：形病脉不病者，非真不病也，谓息数不应脉数也。脉病形不病者，亦非真不病也，谓脉数不应息数也。

夫气者血之帅，脉者气之充。气先病，脉即应之；血后病，脉可验之。脉之与形若合符节。息，谓气之呼吸定息。数，谓常人之脉，一息五至也。形病脉不病者，非脉不病也，因病人之息数不与其脉数相符也。假令邪入于气，气属阳而应于表，则形先病而息先乱，脉必随后应之，非脉不病也，谓形先病而息数不应脉数也。假令邪入于血，血属阴而隐于里，则形后病而息后乱，然脉已病也，非形能不病，谓脉先病而脉数不应息数也。不言气血而云形脉者，气属于形，血属于脉也。

第二十二难

难曰：经言脉有是动病，有所生病，一脉辄变为二病者，何也？

所引经言，见《灵枢》经脉篇。脉有是动病，谓所由发之因也；有所生病，谓病所成之果也。此"脉"字，指经脉而言。合气血而成经脉，故十二经脉每一经脉中，辄有在气在血之二病也。

然：经言是动者，气也；所生病者，血也。邪在气，为是动病；邪在血，为所生病。气主呴之，血主濡之。气留而不行者，谓气先病也；血滞而不濡者，谓血后病也。故先为是动，后为所生也。

呴，香句反。音嘘。

夫人身所禀者，气血也。血为营，气为卫。营行脉中，卫行脉外。邪由外入，先气而后血。血为气配，血之升降，依气之升降。是以脉之动者，气为之，故邪在气，气为是而动。气受邪必传之血，血之病由气所生，而血为之也。

呴，熏蒸也。气主呴之，谓煦嘘往来，熏蒸于皮肤分肉也。濡，滋润也。血之濡之，谓血濡润筋骨，滑利关节，荣养脏腑也。人身经络，气呴之则不闭，血濡之则不枯，乃能周流而不息。气被血侵，则留止而不行，谓气先病也。而血之行资乎气，气脱不行，则血壅滞而不濡，亦从而病焉。故气先病为是动于脉，而后为血所生病。此一脉辄变为二病也。

第二十三难

难曰：手足三阴三阳，脉之度数，可晓不？

不，俯九反，通否。

然：手三阳之脉，从手至头，合三丈。

手三阴之，从胸中至手，合二丈一尺。

足三阳之脉，从头至足，合四丈八尺。

足三阴之脉，从足至胸，合三丈九尺。

两足跷脉，从足至目，合一丈五尺。

督任二脉，各长四尺五寸，合九尺。

共长一十六丈二尺，此经脉之度数也。

此节取《灵枢》脉度篇之文，而约言之，其详附见一难后。

人身经脉之流注，手三阳之脉，从手指端走至头；手三阴之脉，从胸中走至手指端；足三阳之脉，从头下走至足指端；足三阴之脉，从足指足心上走至胸。三阳三阴，手足各十二脉，皆足长于手，阳长于阴，并两跷、督、任，合为二十八脉，以应二十八宿，日长一十六丈二尺，此经脉之度数也。脉度篇黄帝曰：跷脉有阴阳，何脉当其数？岐伯答曰：男子数其阳，女子数其阴，当数者为经，其不当数者为络也。

经脉十二，络脉十五，何始何穷也？

然：经络者，行气血，通阴阳，以荣于身者也。其始从中焦注手太阴、阳明，次注足阳明、太阴，次注手少阴、太阳，次注足太阳、少阴，次注手厥阴、少阳，次注足少阳、厥阴，次复还注手太阴。如环无端，转相灌溉，朝于寸口、人迎，以处百病而决死生也。

络脉十五者，谓列缺、偏历、丰隆、公孙、通里、支正、飞阳、大钟、内关、外关、光明、蠡沟及督之长强，任之屏翳，脾之大包也。

经曰：明知终始，阴阳定矣，此之谓也。

此承上文经脉之尺度，而推言经脉循行之次序，及别走之络穴也。直行者谓之经，傍出者谓之络。由正经傍出以联络于十二经也。始，犹起也。穷，犹终也。朝，如朝觐之朝，谓会聚于此，复禀气以出也。以，用也。处，揆度也。十二经之流注，其始从中焦者，以营出于中焦也。《灵枢》营气篇云：营气之道，内谷为宝。谷入于胃，乃传之肺，流溢于中，布散于外，精专者行于经隧，常营无已，终而复始，是谓天地之纪。故气从太阴出，注手阳明，上行注足阳明，下行至跗上，注大指间，与太阴合，上行抵脾，从脾注心中，循手少阴出腋下臂，注小指，合手太阳，上行乘腋出颛内，注目内眦，上巅下项，合足太阳，循脊下尻，下行注小指之端，循足心注足少阴，上行注肾，从肾注心，外散于胸中，循心主脉出腋下臂，出两筋之间，入掌中，出中指之端，还注小指、次指之端，合手少阳，上行注膻中，散于三焦，从三焦注胆，出胁注足少阳，下行至跗上，复从跗注大指间，合足厥阴，上行至肝，从肝上注肺，上循喉咙，入颃颡之窍，究于畜门。其支别者，上额循巅下项中，循脊入骶，是督脉也，络阴器，上过毛中，入脐中，上循腹里，入缺盆，下注肺中，复出太阴。此营气之所行也。

夫营气之行，即脉之行，如环无端，周流不息，而朝会于两手太渊穴之寸口，及侠喉两旁动脉之人迎，用此揆度百病，而决其死生。盖寸口为手太阴肺经，朝百脉而平权衡者也。人迎为足阳明胃经，受谷气而养五脏者也。

络脉十五者，十二经有十二络，并督、任及脾之大络，为十五络也。络脉十五，不与十二经直行，而注脏腑，乃各因十二经之原穴傍行于十二经脉之外，流注于诸经也。《甲乙经》云：列缺，手太阴之络，去腕上一寸五分，别走阳明者。偏历，手阳明络，在腕后三寸，别走太阴者。丰隆，足阳明络，在外踝上八寸，下廉胻外廉陷者中，别走太阴者。公孙，在足大指本节后一寸，别走阳明，太阴络也。通里，手少阴络，在腕后一寸，别走太阳。支正，手太阳络，在肘后五寸，别赴少阴者。飞阳，在足外踝上七寸，足太阳络，别走少阴者。大钟，在足跟后冲中，别走太阳，足少阴络。内关，手心主络，在掌后去腕二寸，别走少阳。外关，手少阳络，在腕后二寸陷者中，别走心主。光明，足少阳络，在足外踝上五寸，别走厥阴者。蠡沟，足厥阴之络，在足内踝上五寸，别走少阳。长强，督脉别络，在脊骶端少阴所结。鸠尾，一各尾翳，在胸前蔽骨下五分，任脉之别。大包，在渊腋下三寸，脾之大络，布胸胁中，出九肋间，及季胁端，别走诸阴者。《灵枢》经脉篇亦云：任脉之别，名曰尾翳。据此，则屏翳即尾翳也。

终始篇谓：寸口人迎，阴阳之气，循环不已，阳经取决于人迎，阴经取决于寸口。人之生机皆始于此，故曰始。若三阴三阳之脉绝，人之生机亦终于此，故曰终。终始篇又云：明知终始，五脏为纪，阴阳定矣。阴者主脏，阳者主腑。终始者，经脉为纪，持其脉口、人迎，以知阴阳有余不足，平与不平，天道毕矣。此之谓也。

第二十四难

难曰：手足三阴三阳之气绝，何以为候，可知之不？

此章言经脉气绝之证候。其文与《灵枢》经脉篇大同小异。候，谓以证验之也。以下皆言其候也。

然：足少阴气绝，则骨枯。少阴者，冬脉也，伏行而温于骨髓者也。故骨髓不温，即肉不着骨，骨肉不相亲，即肉濡而却，肉濡而却，故齿长而枯，发无润泽，无润泽者，骨先死。戊日笃，己日死。

足少阴属肾，肾主身之骨髓，故其气绝则骨枯。枯，不泽也。肾脉应冬，其气敛藏于内，故其脉当着骨潜伏而行，温于骨髓也。着，粘合也。濡，软也。却，结缩也。肉濡而却，谓骨肉不相亲，而肉软缩也。齿者，骨之余。骨枯则齿本长而枯燥矣。肾为津液之主，其华在发，肾气绝则津液不荣于发，故发无润泽。戊己土日，土胜水，故笃于戊而死于己。笃，谓病甚也。

足太阴气绝，则脉不荣于唇口。唇口者，肌肉之本也，脉不荣，则肌肉不滑泽，肌肉不滑泽，则肉满，肉满则唇反，唇反则肉先死。甲日笃，乙日死。

足太阴属脾。脾主身之肌肉，而开窍于口，其华在唇四白。脾绝则气不荣于肌肉，肌肉无所养，故不滑泽。满，浮肿也。肉肿则唇亦肿，而反出于外矣。《灵枢》经脉篇作：人中满则唇反。甲乙木日也。木克土而土不胜木，故甲日笃而乙日死。

足厥阴气绝，则筋缩引卵与舌卷。厥阴者，肝脉也，肝者，筋之合也，筋者，聚于阴器而络于舌本，故脉不荣，则筋缩急，筋缩急则引卵与舌，故舌卷卵缩则筋先死。庚日笃，辛日死。

足厥阴属肝，肝主身之筋膜。厥阴脉循阴器，又循喉咙之后。《素问》痹论云：前阴者，宗筋之所聚。故曰：筋者，聚于阴器而络于舌本。引，牵引也。肝绝气不荣于筋，筋失所养则缩急，而引卵舌卷之证见矣。庚辛，金日也。金克木，故庚日笃，而辛日死。

手太阴气绝，则皮毛焦。太阴者，肺也，行气温于皮毛者也。气不荣，则皮毛焦，皮毛焦，则津液去，津液去，则皮节伤，皮节伤则皮枯毛折，毛折者，毛先死也。丙日笃，丁日死。

手太阴属肺，肺主身之皮毛，津液赖肺气运用以滋皮节。肺绝则气不荣于皮毛，津液去则皮节伤，故皮枯毛折。丙丁，火日也。火克金，故丙日笃，丁日死。

手少阴气绝，则脉不通，脉不通则血不流，血不流则色泽去。故面黑如漆柴者，血先死也。壬日笃，癸日死。

手少阴属心，心主身之血脉，其荣色也，其华在面，心绝则脉不通，血不流，而色泽去。面黑如漆者，血先死也。《集注》云：漆柴者，恒山苗也，其草色黄黑无润泽，故以为喻。壬癸，水日也。水克火。故壬日笃，癸日死。

五阴气俱绝，则目系转，转则目运，目运者志先死，死则目瞑也。

六阳气俱绝，则阴与阳离，离则腠理泄，绝汗乃出，大如贯珠，出而不流，旦占夕死，夕占旦死。

五阴，谓五脏也。五脏之精华皆上注于目而为之睛，五脏阴气俱绝，则其志丧于内，故精气不注于目，则目系转而运也。转者，瞳反也。目运，犹眩晕也。志，谓肝怒、心喜、脾思、肺忧、肾恐，五志皆属于阴也。志死，则不知喜、怒、思、忧、恐矣。目瞑，即所谓脱阴者。目盲，此又其甚者也。六阳，谓六腑也。腠者，是三焦通会元真之处，为血气所注；理者，是皮肤脏腑之文理也。阳气卫外则腠理密，六腑阳气俱绝则腠理不固，阴不得独留，故津液从腠理而外泄，汗出如贯珠而不流，气败于外，津液脱而死，其占在旦夕之间也。

第二十五难

难曰：经有十二，五脏六腑但十一耳，其一经者，何等经也？

然：此一经者，手少阴与心主之别脉也。心主与三焦为表里，俱有经而无形，故言经有十二也。

此发明手心主配三焦，合成十二经之义。

手少阴，心经也。心主，心包络也。《灵枢》邪客篇云：少阴，心脉也。心者，五脏六腑之大主也，精神之所舍也。其脏坚固，邪弗能容也。容之则心伤，心伤则神去，神去则死矣。故诸邪之在于心者，皆在于心之包络。包络者，心主之脉也。盖包络者，为包护心脏之脂膜，为君主之宫城。心为君火，包络为相火，代君火行事者也。以用言曰心主，以体言曰包络。以经脉言曰手厥阴，乃心之别脉，与手少阳三焦经脉相为表里。三焦有位而无形，心主有名而无藏；三焦主行气而属阳，心主行血而属阴。故取以配合以足十二经之数。

第二十六难

难曰：经有十二，络有十五，凡二十七，其气相随上下，何独不拘于经也？

此遥承二十二难，而详发其未尽之义。《灵枢》九针十二原篇云：经脉十二，络脉十五，凡二十七，气以上下，即此所本。脉度篇云：经脉为里，支而横者为络，络之别者为孙。

然：络有十五，所以沟通阴阳者也。太阴之络别走阳明，阳明之络别走太阴；少阴之络别走太阳，太阳之络别走少阴；厥阴之络别走少阳，少阳之络别走厥阴；阳督之络别走阴任，阴任之络别走阳督；脾之大络别走诸阳。

故阴络不独拘于阴经，阳络不独拘于阳经也。

此总论经络阴阳表里交通之义，本文自明。沟，构也，纵横相交构也。《说文》：拘止也。

第二十七难

难曰：脉有奇经八脉，不拘于十二经，何谓也？

十二经俱有脏腑、阴阳、表里配合，而此八脉无偶，故名奇经。其不拘于十二经，与络之义同。

然：有阳维，有阴维，有阳跷，有阴跷，有冲，有任，有督，有带。比于圣人图设沟渠，沟渠满溢，流于深湖，入而不还。十二经不能拘之，故脉奇经八脉。其受邪气畜，则肿热，宜砭而泻之也。

维，持也。跷，捷也。冲，直通也。任，任也。督，都也。带，束也。比，譬喻也。图，计也。沟者，田间之水道，渠水所居也。畜，聚也。砭者，古之针石，今以磁锋代之。人身经络，相依流行上下，而奇经八脉则不拘于常经以相从，故以圣人图设沟渠为喻，以见血脉充盛十二经不足以容之，则满溢而为此奇经，故奇经为十二经之别脉也。深湖，喻八脉，言十二经之气血盛则入于八脉，而不能复令八脉之气血返于十二经。犹夫沟渠之水满溢，入于深湖，不能复令深湖之水返于沟渠。故曰：入而不远。而八脉受邪，不能通于诸经，所以畜聚而为肿热，宜用砭石出其所畜之血，以泻其热也。

第二十八难

难曰：奇经八脉，何起何止，可以晓不？

然：督脉者，起于下极之俞，并于脊里，上至风府，入属于脑。

督之为言，都也。统诸阳脉行于背，为之都纲也。俞，穴也。下极之俞，即长强穴，在脊髓骨端。风府穴，在顶上，入发际，大筋内宛宛中。《素问》骨空论云：督脉者，起于少腹以下骨中央，女子入系廷孔，其孔，溺孔之端也。其络循阴器，合篡间，绕篡后，别绕臀，至少阴与巨阴中络者合。少阴上股内后廉，贯脊属肾，与太阳起于目内眦，上额交巅、上入络脑，还出，别下项，循肩髆内，夹脊抵腰中，入循膂络肾。其男子循茎下至篡，与女子等。其少腹直上者，贯脐中央，上贯心，入喉上颐，环唇，上系两目之中央。

任脉者，起于中极之下，上至毛际，循腹里，上关元，至咽喉，上颐入舌，而络于目。

任之为言，妊也，统诸阴脉行于腹里，为人生养之本也。中极，穴名，在脐下四寸。中极之下，谓会阴穴，为任脉之所起。毛际者，前阴之上，毛之际也。关元穴在脐下三寸。至咽喉，谓天突穴。《素问》骨空论云：任脉者，起于中极之下，以上毛际，循腹里，上关元，至咽喉，上颐循面入目。滑伯仁曰：任督二脉，一源而二歧。一行于身之前，一行于身之后。人身之有任督，犹天地之有子午，可以分，可以合。分之以见阴阳之不离，合之以见浑沦之无间。一而二，二而一者也。

冲脉者，起于气冲，并足阳明之经，夹脐上行，至胸中而散。

冲者，通也。此脉下至于足。上至于头，通受十二经之气血。故《灵枢》海论云：冲脉者，为十二经之海。气冲穴，一名气丁，在毛际两傍，鼠蹊上一寸。《素问》举痛论云：冲脉起于关元，随腹直上。

带脉者，起于季胁，回身一周。

带之为言，束也。总束诸脉，使不妄行，如人束带而前垂，故名。季胁，谓章门穴，在季胁下一寸八分。回，绕也。绕身一周，犹如束带也。《素问》痿论云：阳明冲脉皆属于带脉，而络于督脉。《灵枢》经别篇云：足少阴之正，至腘中，别走太阳而合，上至肾，当十四颠出属带脉。

阳跷脉者，起于跟中，循外踝上行，入风池。

阴跷脉者，亦起于跟中，循内踝上行，至咽喉，交贯冲脉。

跷，疾捷也。以二脉皆起于足，是人行走之机要，动足之所由，故取跷捷超越之义以名之。外踝，谓踝骨下申脉穴也。风池穴，在耳后一寸半，发际陷中。内踝，谓踝骨下照海穴也。《灵枢》脉度篇云：跷脉者，少阴之别，起于然骨之后，上内踝之上，直上循阴股入阴，上循胸里入缺盆，上出人迎之前，入顷属目内眦，合于太阳阳跷而上行。跷脉有阴阳，男子数其阳，女子数其阴，当数者为经，不当数者为络也。《灵枢》寒热病篇云：阴跷，阳跷，阴阳相交，阳入阴，阴出阳，交于目锐眦。尚御公曰：阴跷乃是足少阴之别。阳跷乃足太阳之别。

阳维脉者，起于诸阳之会。阴维脉者，起于诸阴之交。维络于身，溢畜不能环流灌溢诸经者也。阳不能维于阳，则怅然失志；阴不能维于阴，则溶溶不能自收持也。

维，持也。维持经络，而为阴阳之纲维也。诸阳之会，谓金门穴，在足外踝骨下陷中。诸阴之交，谓筑宾穴，在足内踝上三寸骨陷中。阳，阳经，身之表也。阴，阴经，身之里也。怅然，失望貌。溶溶，浮荡貌。二脉盈溢积畜，不能循环周流灌溉诸经。阳不能维于阳，则神思不爽，怅然失志；阴不能维于阴，则身体懈怠，溶溶不能自收持也。

第二十九难

难曰：奇经之为病，何如？

然：阴跷为病，阳缓而阴急。

阳跷为病，阴缓而阳急。

冲脉为病，逆气里急。

任脉为病，苦内结，男子七疝，女子带下瘕聚。

督脉为病，脊强而厥。

带脉为病，腹满，腰溶溶如坐水中。

阳维为病，苦寒热。

阴维为病，苦心痛。

此奇经八脉之为病也。

此言奇经八脉之病，以总结上文数章之义。诸阴脉盛，散入于阴跷，阴跷受邪，病在阴分而不在阳。故阳经之部和缓，而阴经之部结急也。诸阳脉盛，散入于阳跷，阳跷受邪，病在阳分而不在阴，故阴经之部和缓而阳经之部结急也。

冲脉起气于至咽喉，故病则气逆不上行，腹里胀急绞痛也。

任脉起胞门行于腹，故病则苦腹内结滞不通。男子为七疝，七疝者，谓厥疝、盘疝、寒疝、癥疝、附疝、狼疝、气疝。或云：寒、水、筋、血、气、狐癞也。女子为带下瘕聚。瘕者，假物成形，其各有八：谓青瘕、黄瘕、燥瘕、血瘕、狐瘕、蛇瘕、鳖瘕、脂瘕也。聚者，凝聚不散也。

督脉行于背，故病则脊强不柔和而厥逆不知人也。

带脉回身一周，在腹腰间，故病则腹胀满，腰缓无力，溶溶然如坐水中。《金匮要略》所谓肾著之病也。

阳维不能维于阳，则病在表之气分，故苦寒热，谓恶寒发热也。阴维不能维于阴，则病在里之血分，故苦心痛，谓心腹疼痛也。

第三十难

难曰：五脏俱等，而心肺独在膈上者，何也？

然：心者血，肺者气，血为营，气为卫，相随上下，谓之营卫，通行经络，营周于身，故令心肺在膈上也。

此言心肺为血气之主，而独在膈上之义。

《素问》五脏生成篇云：诸血者，皆属于心。诸气者，皆属于肺，故曰：心者血，肺者气。《灵枢》营卫生会篇云：人受气于谷，谷入于胃，以传与肺，五脏六腑，皆以受气，其清者为营，浊者为卫，营在脉中，卫在脉外，营周不休，五十而复大会，阴阳相贯，如环无端。营卫者，精气也。血者，神气也。故血之与气，异名同类焉。《素问》痹论云：营者，水谷之精气也。卫者，水谷之悍气也。故曰：血为营，气为卫，相随上下，谓之营卫也。上下，谓升降循环也。通行经络，营周于身，谓十二经无所不通，而周行于脏腑之间也。营卫为一身之统摄，而心肺主之，故令其独在膈上以宰之也。膈者，膈膜也。在心肺二脏之下，前连于胸之鸠尾，傍连于腹胁，后连于脊之十一椎，周回相著，所以界上下，遮隔浊气不使上熏于心肺也。心肺以血气育养人身，此身之父母也。为脏腑之尊，故在膈上。《素问》刺禁论云：膈肓之上，中有父母。此之谓也。

第三十一难

难曰：营气之行，常与卫气相随不？

然：经言人受气于谷，谷入于胃，乃传于五脏六腑，皆受气于胃。其清者为营，浊者为卫，营行脉中，卫行脉外，营周不息，五十而复大会，阴阳相贯，如环无端，故知营卫相随也。

此承上章而言营卫相随不息，以周行于身，其源起于胃之谷气之义。经言今见《灵枢》营卫生会篇作；谷入于胃，以传与肺，五脏六腑，皆以受气。义较本书为长。营者，水谷之精气，其体清而属阳中之阴，入心化血为营，而行于脉中，人之百骸九窍，所以得荣华者，由此血气以养之也。卫者，水谷之悍气，其体浊而属阴中之阳，入肺化气为卫，而行于脉外。昼行于阳，夜行于阴，以卫护人身者也。统而言之，所谓气是也。析而言之，则血为营，其原动力发于心脏之开合。气为卫，其原动力发于肺脏之吐纳，血流资气，气动依血，二者相随而行，营周不休，一日一夜五十度周于身。寅时复大会于手太阴，阴阳之气，更相贯串，流行于十二经，如环之无端，故知营卫相随而行也。

第三十二难

难曰：三焦者，何禀何生？何始何终？其治何在？可晓以不？

禀，受也。生，发也。始，起也。终，止也。人身脏腑，有形有状，有禀有生。如肝禀气于木，生于水；心禀气于火，生于木；脾禀气于土，生于火；肺禀气于金，生于土；肾禀气于水，生于金。唯三焦有位而无正脏，而所禀所生者，原气与胃气也。

然：三焦者，水谷之道路，气之所终始也。

上焦者，在心下之膈，及胃上口，主纳而不出，其治在膻中，玉堂下一寸六分。

中焦者，在胃中脘，不上不下，主腐熟水谷，其治在脐旁。

下焦者，在脐下，当膀胱上口，主分别清浊，主出而不纳，其治在脐下一寸。故曰：三焦者，传导之府也。

《素问》灵兰秘典论云：三焦者，决渎之官，水道出焉。盖水谷由上焦入，自下焦出，故为水谷之道路。禀肾间之原气以资始，借胃中之谷气以资生，以相火为功用，是为气之所终始也。心下之膈，谓横膈膜也。胃上口，即上脘穴，在鸠尾下二寸五分。纳，谓饮食也。治，犹县治之治，谓其所居之处也。膻中，在玉堂下一寸六分，直两乳间陷中。中脘穴，在鸠尾下四寸，脐旁，谓脐之左右天枢穴也。膀胱上口，谓阑门。清者入于膀胱而为溺，浊者入于大肠而为滓秽。出，谓大小便也。脐下一寸，阴交穴也。《灵枢》营卫生会篇云：上焦出于胃上口，并咽以上贯膈而布胸中，走腋，循太阴之分而行，还至阳明，上至舌，下足阳明。中焦亦并胃中，出上焦之后，此所受气者，泌糟粕，蒸津液，化其精微，上注于肺脉，乃化而为血，以奉生身，莫贵于此，故独得行经隧，命曰营气。下焦者，别回肠，注于膀胱而渗入焉。故水谷者，常并居于胃中，或糟粕，而俱下于大肠，而成下焦，渗而俱下，济泌别汁，循下焦而渗入膀胱焉。上焦如雾，中焦如沤，下焦如渎，故曰传导之腑也。

第三十三难

难曰：肝青属木，肺白属金。肝得水而沉，木得水而浮；肺得水而浮，金得水而沉。其故何也？

此言人身脏腑阴阳互根，五行配合以相生之理。特举肝肺而言者，心火上，脾土中，肾水下，皆当其位也。肝色青，属木而居膈下，故曰得水而沉；肺色白，属金而居膈上，故曰得水而浮。与金木之本体不类，故设问以明之。

然：肝者，非真木也，乙、角也。庚之柔也，大言阴与阳，小言夫妇也。释其微阳，吸其微阴，其意乐金。又行阴道多，故令肝得水而沉也。

肺者，非纯金也，辛、商也。丙之柔也，大言阴与阳，小言夫妇也。释其微阴，吸其微阳，其意乐火。又行阳道多，故肺得水而浮也。

肺熟而后沉者，辛归庚也；肝熟而后浮者，乙归甲也。各归其类也。

以十干五行言，则甲乙木，丙丁火，戊己土，庚辛金，壬癸水。以十干阴阳言，则甲丙戊庚壬为刚，乙丁己辛癸为柔。以十干阴阳配合言，则甲与乙合，乙与庚合，丙与辛合，丁与壬合，戊与癸合。纯不杂也。角，木音也。商，金音也。释，犹开也。吸，收也。微，谓脏腑阴阳五行精微之气，非人目所能量，故曰微。木属阳，肝为乙木，而属阴，志在从金，故曰非纯木也。应角音而重浊。乙与庚合，刚柔相配，故为庚之柔也。大而言之，即天地之阴阳，小而言之，即人伦之夫妇，开乙木之微阳，吸收庚金之微阴，妇有从夫之义，故其意乐从乎金。木之性本浮，以其受金之气，又其经为足厥阴之脉，行阴道多，故令肝得水而沉也。金属阴，肺为辛金，志在从火，故曰非纯金也。应商音而轻清。辛与丙合，刚柔相配，故为丙之柔也。大而言之，即天地之阴阳，小而言之，即人伦之夫妇。开辛金之微阴，吸收丙火之微阳，其意乐从乎火。金之性本沉，以其受火之气炎上，而其经为手太阴之脉，又行阳道多，故令肺得水而浮也。乙与庚合，辛与丙合，犹夫妇也。故皆暂捨其本性而随夫之性以见阴阳相意如磁针之吸引也。肺熟则所受火之气去，辛复归之庚而成纯金，其本体自然还沉也。肝熟则所受金之气去，乙复归之甲而成纯木，其本体自然还浮也。《白虎通》云：木所以浮，金所以沉，何？子生于母之义。肝所以沉，肺所以浮，何？有知者尊其母也。与此章义相发。

第三十四难

难曰：脏惟有五，腑独有六者，何也？

然：腑独有六者，谓三焦也，有原气之别焉，主持诸气，有名而无形，其经属手少阳，此外腑也。故言腑有六焉。

三焦合气于肾，肾为原气之主，三焦为原气之别使，以原气赖其导引，潜行默运于一身之中，周布上、中、下，包括脏与腑。外有经，内无体，非若五腑之形各自成体，故谓有名而无形。其经属少阳，在诸腑之外，故曰外腑。《灵枢》本输篇云：三焦者，中渎之腑也，水道出焉，属膀胱，是孤之腑也。以其不附于脏故曰孤腑，即外腑之义。

第三十五难

难曰：经言腑有五，脏有六者，何也？

然：言六脏者，肾有两脏也，左为肾，右为命门。

命门者，精神之所舍也，男子以藏精，女子以系胞，其气与肾通，故言脏有六焉。

五脏各有一腑，三焦不属于五脏，故言腑有五焉。

所引经今亦佚。腑有五：谓胆、胃、大肠、小肠、膀胱也。脏有六：谓肝、心、脾、肺、肾、命门也。肝藏魂，心藏神，脾藏意，肺藏魄、肾藏志，命门藏元气，为生命之根，故称六脏。云命门者，精神之所舍也。男子以藏精，女子以系胞者，实指两肾中间动气之处，为人生命之所由，故曰命门，其气与肾通者，言命门之原气，与右肾相通也。故言脏者有六焉。五脏各有一腑，命门气虽通于肾，而实则非肾，故不得与肾同为一脏也。三焦亦是一腑。其经手少阳脉与手厥阴脉相表里。故与心包络相配，以其非正腑，不属于五脏，所以言腑有五焉。

第三十六难

难曰：经言血独荣于五藏，气独荣于六腑者，何也？

然：阴脉荣于五脏，阳脉荣于六腑，内温于脏腑，外濡于腠理，如环无端，莫知其纪，终而复始，而不复溢也。

此所引经言，今亦无考。人身气血，分言之，则血属阴，气属阳。而其运行则相辅相依，如水之流，不舍昼夜。行于三阴之经脉，则荣于五脏。行于三阳之经脉，则荣于六腑，内温于脏腑，外润于腠理，周流不息，如环之无端，莫知其纪。终于足厥阴，始于手太阴。而不复溢者，谓其不倾满也。

第三十七难

难曰：五脏之气，于何发起，通于何许，可晓不？

然：五脏者，上关于九窍者也。故肺气通于鼻，鼻和则知香臭矣；肝气通于目，目和则知黑白矣；脾气通于口，口和则知谷味矣；心气通于舌，舌和则知五味矣；肾气通于耳，耳和则知五音矣；三焦之气通于喉，喉和则声鸣矣。

此承上章，言阴脉荣于五脏，其原气又上关于九窍，而知臭、色、味、声也。发起，言其本之所出。通，言其气之所注也。张洁古曰：九窍者，耳二，目二，鼻孔二，口一，舌一，喉一，共九窍也。五脏在下，九窍在上，故曰上关于九窍，谓其气与九窍通也。口纳五谷，故和则辨五谷。舌主辨味，故和则能知五味。五味者，酸、苦、甘、辛、咸也。五音者，宫、商、角、徵、羽也。《灵枢》脉度篇云：五脏常内阅于上七窍也。故肺气通于鼻，肺和则鼻能知臭香矣；心气通于舌，心和则舌能知五味矣；肝气通于目，肝和则目能辨五色矣；脾气通于口，脾和则口能知五谷矣；肾气通于耳，肾和则耳能闻五音矣。五脏不知，则七窍不通。其文义较本书为优。而越人添三焦之气通喉，所以补内经之缺。

其中邪奈何？

然：邪在五脏，则阴脉不和，阴脉不和，则血留之，血留之，则阴脉盛矣。阴气太盛，则阳气不得相荣也，故曰关。

邪在六腑，则阳脉不和，阳脉不和，则气留之，阳气太盛，则阴气不得相荣也，故曰格。

阴阳俱盛，不得相荣，名曰关格。不得尽其命而死也。

此节文亦见《灵枢》脉度篇。五脏属阴，邪在五脏，则手足三阴之经脉不和。阴脉之所以不和者，则以血为邪滞，停留于阴脉也。血留之，则阴脉于是而偏盛矣。阴气太盛，则阳气不能相荣于阴脉，故曰关，关者，闭绝之义。此阴邪盛而乘阳也。六腑属阳，邪在六腑则手足三阳之经脉不和。阳脉之所以不和者，则以气为邪壅，停留于阳脉也。气留之，则阳脉于是而偏盛矣。阳气太盛，则阴气不能相荣于阳脉，故曰格。格者，捍拒之义。此阳邪盛而乘阴也。荣，犹容也。不得相荣，谓其气强盛，不能相容也。若阴阳俱偏盛之极，二者不得相荣，则孤阳不生，独阴不长，荣卫否塞，气血不相济，名曰关格。而阴阳之气相睽，虽元气未尽，亦不得尽其天年而死也。十八难所言者，关格之脉象，而此则论其关格之病理也。

第三十八难

难曰：五脏各有声、色、臭、味，皆可晓不？

然：《十变》言：肝色青，其臭臊，其味酸，其声呼，其液泣。

心色赤，其臭焦，其味苦，其声言，其液汗。

脾色黄，其臭香，其味甘，其声歌，其液涎。

肺色白，其臭腥，其味辛，其声哭，其液涕。

肾色黑，其臭腐，其味咸，其声呻，其液唾。

是五脏声、色、臭、味也。

此言五脏之声、色、臭、味，本乎五行也。十变，疑古经名。肝属木，故色青。其臭臊，木化也。凡气因木变则为臊，故食草木之禽兽皆有臊臭，秉木之气也。木性曲直作酸，凡物之味酸者皆木气之所生也。肝在志为怒，故其声，呼呼叫啸也。肝开窍于目，故其液为泣，心属火，故色赤。其臭焦，火化也。凡气因火变则为焦。故物经火灼，其气皆焦也。火性炎上作苦，凡物之味苦者，皆火气之所生也。心在志为喜，故其声言，喜则多言也。心主身之血脉，汗为血之标，故其液为汗。脾属土，故色黄，其臭香，土化也。凡气因土变则为香，故甘味所发其气香。土爰稼穑作甘，凡物之味甘者，皆土气之所生也。脾在志为思，故其声歌，歌长言咏叹也。脾开窍于口，故其液为涎。涎，咽之液也。肺属金，故色白。其臭腥，金化也。凡气因金变则为刖置饮食铜铁器，经宿则腥，是其验也。金从革作辛，凡物之味辛者，皆金气之所生也。肺在志为忧，故其声哭。哭，悲哀也。肺开窍于鼻，故其液为涕。肾属水，故色黑。其臭腐，水化也。凡气因水变则为腐，故物入水或受潮湿则腐朽也。肾在志为恐，故其声呻。呻，吟也。肾主骨，其脉通于舌下之廉泉。齿者，骨之余。故其液为唾。唾者，舌下及齿傍之液也。

第三十九难

难曰：经言肝主色，心主臭，脾主味，肺主声，肾主液。鼻者肺之候，而反和香臭；耳者肾之候，而反闻声。其意何也？

然：肺者西方金也，金生于己，己者南方火，火者心，心主臭，故令鼻知香臭；肾者北方水也，水生于申，申者西方金，金者肺，肺主声，故令耳闻声。

此所引经文，今亦无考。肝气通于目，故主色。心属火，火之化物，五臭出焉，故主臭。脾气通于口，故主味。肺属金，司呼吸，故主声。肾水脏，故主液。此五脏之所主也。而鼻者，肺之窍，不能听声，反受心之应而知香臭；耳者，肾之窍，不主液，反受肺之应而闻声。二者皆失其位，故设问以发其义。与三十三难之义同也。以十二支、四经、三合言，则亥卯未木，寅午戌火，巳酉丑金，申水辰水。木长生于亥，火长生于寅，金长生于巳，水长生于申，肺属西方酉金，酉金长生于巳，巳者，南方火位，火属心。心主臭，是以鼻虽属肺，而肺生于心火之位，故令鼻能知香臭。乃不从本藏之气，而从长生之气化也。肾属北方子水，子水长生于申，申者，西方金位，金属肺，肺主声，是以耳虽属肾，肾水生于肺金之位，故令耳能闻声。亦不从本藏之气而从长生之气化也。陈廷芝曰：臭者，心所主，鼻者，肺之窍，心之脉上肺，故令鼻能知香臭也。耳者，肾之窍，声者，肺所主，肾之脉上肺，故令耳能闻声也。此解颇平实，但与经旨不合，存之以备一说。

五脏有七神，各何所藏耶？

然：脏者，人之神气所舍藏也。故肝藏魂，肺藏魄，心藏神，脾藏意与智，肾藏精与志也。

脏者，藏也，舍者，宅也。《灵枢》本神篇云：生之来谓之精，两精相搏谓之神。随神往来谓之魂，并精而出入者谓之魄，所以任物者谓之心，心有所忆，谓之意，意之所存谓之志，因志而存变谓之思，因思而远慕谓之虑，因虑而处物谓之智。九针论云：五藏：心藏神，肺藏魄，肝藏魂，脾藏意，肾藏精志也。此祇有六神而无智，故越人补之。盖魂者，阳之灵而主知觉，魄者，阴之灵而主运动；神者，阴阳合体而不测之妙用，为生命之主宰。意，谓记而不忘。智，谓悟而能辨。精，谓清明而不昧。志，谓专一而不移。七者皆无形而灵妙不测，故统谓之神，引此以明五脏神气相应，而结上文之意。

第四十难

难曰：五脏各有腑，腑皆相近，而心肺独去大肠、小肠远者，何也？

然：经言心荣肺卫，通行阳气，故居在上；大肠小肠传阴气而下，故居在下，所以相去远也。

五脏各有腑，腑皆相近。谓肝之腑胆，脾之腑胃，肾之腑膀胱，其位皆相近。而心之腑小肠，肺之腑大肠，皆上下相去甚远，故设问以发其义。

人之水谷入胃，其气之精者为营，悍者为卫，其滓秽分清浊而传于小肠、大肠与膀胱。精悍之气，阳也；滓秽之质，阴也。阳气上升，心主营，肺主卫，皆有通行清阳之职，理当在上；阴气下降，大小肠皆有传泻浊阴之职，理当居下。故脏腑阴阳之气虽相通，而其位置所以相去不得不远也。

诸腑者，皆阳也，清净之处也。今胃与小肠、大肠、胱膀，皆受不净，其故何也？

然：经言，胃者，水谷之腑也；小肠者，受盛之腑也；大肠者，传泻行道之腑也；膀胱者，津液之腑也；胆者，清净之腑也。诸腑者，皆非能清净者也。小肠者，心之腑；大肠者，肺之腑；胆者，肝之腑；胃者，脾之腑；膀胱者，肾之腑。小肠为赤肠，大肠为白肠，胆为青肠，胃为黄肠，膀胱为黑肠，下焦之所治也。

六腑之经脉皆属阳，阳为气，气宜清净。而胃与小肠、大肠、膀胱，皆受秽浊，而为不净之所聚，故设问以明其理。

《灵枢》本输篇云：肺合大肠，大肠者，传道之腑也。心合小肠，小肠者，受盛之腑。肝合胆，胆者，中精之腑。脾合胃，胃者，五谷之腑。肾合膀胱，膀胱者，津液之腑也。盖胃主受纳水谷，故为水谷之腑。小肠承胃受盛糟粕，故为受盛之腑。大肠受小肠传入之滓秽，排泄而出，故为传泻行道之腑。膀胱受肾分泌津液之所聚，故为津液之腑。而胆之为腑，与诸腑不同，祇盛精汁三合，由微丝管灌注于胃以助消化，位居清道，介乎膈间，阴阳所辖，中上所治，故为清净之腑者，惟胆耳。其余诸腑，所属之经虽阳而其所处之位则阴，皆非能清净者也。《素问》五脏别论云：五脏者，藏精气而不泄也，故满而不能实。六腑者，传化物而不藏，故实而不能满也。《灵枢》本脏篇云：五脏者。所以藏精神血气魂魄者也。六腑者，所以化水谷而行津液者也。此脏腑之定义也。肠者，取其传导秽浊之意，五脏之色皆类。其藏者以其所禀五行之气同也。均谓之肠者，所以明其不净也。《灵枢》营卫生会篇云：水谷者，常并居于胃中，成糟粕，而俱下于大肠，而成下焦，渗而俱下，济泌别汁，循下焦而渗入膀胱焉。故曰下焦之所治也。

第四十一难

难曰：老人卧而不寐，少壮寐而不寤者，何也？

《曲礼》云：七十曰老，三十曰壮。卧，寐也。寐之言，迷也，不明之意，谓安寐目闭而藏神也。少，幼也。《说文》云：寐觉而有信曰寤。谓心有所忆，不能成寐也。老人血气衰，精神短，卧应当寐；少壮血气盛，精神强，卧应当寤。而事实则适得其反，故设问以发其义。

然：经言少壮者，血气盛，肌肉滑，气道通，营卫之行不失于常，故昼日精，夜不寤也。老人血气衰，肌肉不滑，营卫之道涩，故昼日不精，夜不寐也。

盛，旺也。滑，泽也。营卫之行不失于常，谓昼行于阳二十五度，夜行于阴二十五度，不失其常也。精，谓神志清明也；涩，不利也。《灵枢》营卫生会篇黄帝曰：老人之不夜瞑者，何气使然？岐伯答曰：壮者之气血盛。其肌肉滑，气道通，营卫之行，不失其常，故昼精而夜瞑。老者之气血衰，其肌肉枯，气道涩，五脏之气相搏，其营气衰少，而卫气内伐，故昼不精夜不瞑。文义较本书显豁。然则老人之寤寐，系乎营卫血气之盛衰也。

第四十二难

难曰：人面独能耐寒者，何也？

然：头者，诸阳之会也。诸阴脉皆至颈，及胸中而还，独诸阳脉皆上至头，故令面耐寒也。

耐，忍也。《灵枢》邪气脏腑病形篇云：诸阳之会，皆在于面。又曰：十二经脉，三百六十五络，其血气皆上于面而走空窍。其精阳气上走于目为睛，其别气走于耳为听，其宗气上出于鼻为嗅，其浊气出于胃，走唇舌为味。其气之津液皆上熏于面，而皮又厚，其肉坚，故天热甚寒不能胜之也。逆顺肥瘦篇云：手之三阴，从脏走手，手之三阳。从手走头；足之三阳，从头走足，足之三阴，从足走腹。故曰：诸阴脉皆至颈及胸中而还，独诸阳脉皆上至头也。然经脉篇云：足厥阴之脉，循喉咙之后，上入颃颡，连目系，上出额，与督脉会于巅。而此举诸阴脉，大概言之也，犹《灵枢》云：十二经脉，三百六十五络，其血气皆上于面。统阴阳而言也。盖五脏之经穴虽不至头，而其精华之气，无不上于面。如肝气通于目，肺气通于鼻，心气通于舌，脾气通于口，肾气通于耳。读者不以辞害意可也。

第四十三难

难曰：肝独有两叶，以应何也？

然：肝者，东方木也，木者，春也，万物之始生，其尚幼小，意无所亲，去太阴尚近，离太阳不远，犹有两心，故令有两叶，亦应木叶也。

五十九难云：肝左三叶，右四叶，凡七叶。此云两叶者，左三叶为一大叶，右四叶为一大叶也。意无所亲，谓不专属也。自此至彼谓之去，自彼至此谓之离。犹有两心，言如有两仪也。以五脏方位五行言，则肝者，东方木也，木王于春，万物之始生，草木甲拆，其时尚幼小，去隆冬太阴之时尚近，离首夏太阳之时不远，介乎阴阳之间，不专属乎阴阳而不离乎阴阳，故令有左右两叶。左三，奇数而为阳，右四，偶数而为阴。凡木之初生，甲拆皆两叶，此乃木之本体，故肝与之相应也。

第四十四难

难曰：七冲门何在？

然：唇为飞门，齿为户门，会厌为吸门，胃为贲门，太仓下口为幽门，大肠小肠会为阑门，下极为魄门，故曰七冲门也。

冲，通道之要会也。入出开合有时谓之门。人身食物所行之道路，开合之所共七处，皆为要冲，故曰七冲门也。

唇者，口之外部。飞，动也。两唇上下运动，如物之飞，故曰飞门。户，独扇门也。凡物之大者，必齿而碎之，然后得入，故曰户门。会，合也。厌，掩也。谓咽喉会合之处也。当咽物时合掩喉咙，不使食物误入，以阻其气之呼吸出入，故曰吸门。贲，犹奔也。食物入咽，即疾奔于胃，故胃之上口名贲门。太仓，胃也。以其聚谷如仓廪，故曰太仓。胃之下口为幽门，在脐上二寸，下脘之分。谓其居乎幽隐之处，与小肠上口相接也，故曰幽门。阑，遮拦也。大肠、小肠之会，在脐上一寸，水分穴之分，主分别清浊，故曰阑门。下极，肛门也。魄者，阴之灵而藏于肺，大肠为肺之腑，食物至此，精华已去，祗存形质，浊气由此而生，故曰魄门。此皆冲要之所，故曰七冲门也。

第四十五难

难曰：经言八会者，何也？

然：腑会太仓，脏会季胁，筋会阳陵泉，髓会绝骨，血会鬲俞，骨会大椎，脉会太渊，气会三焦外一筋直两乳间也。热病在内者，取其会之气穴也。

所引经今亦佚。

人身脏腑、筋骨、血气、脉髓八者，俱有交会之穴，故曰八会。会，谓气之所聚也。腑，六腑也。太仓，穴名，属任脉，在心蔽骨与脐之中，手太阳、少阳、足阳明所生，任脉之会，即中脘穴也。《脉经》云：胃募在太仓。胃纳水谷，化气以养六腑，故腑会太仓。脏，五脏也。季胁，谓章门穴，在大横外直脐季胁端，足厥阴、少阳之会，脾之募也。脾受谷气，五脏皆取禀于脾，故脏会季胁。筋，《说文》：肉之力也。阳陵泉，在膝下一寸，䯒外廉陷中者，足少阳之合，众筋结聚之所。肝主筋，少阳乃肝之腑，故筋会阳陵泉。髓，《说文》：骨中脂也。绝骨穴，在外踝上三寸，当骨尖前动脉中，足三阳络，按之阳明脉绝。《灵枢》脉度篇云：足少阳之脉，是主骨，诸髓皆属于骨，故髓会绝骨。人能健步，以髓会绝骨也。中焦受气取汁，变化而赤，是谓血。膈俞穴，在背第七椎下，两傍各一寸五分，足太阳脉气所发。心统血，肝藏血，膈俞居心俞下，肝俞上，二者之中。诸经之血皆从膈膜而上下，故血会膈俞。骨者，身之干也。大椎穴，在第一椎上陷中，三阳督脉之会。骨者髓所养，髓自脑下注于大椎，渗入脊心，下贯尾骶，渗诸骨节。诸骨自大椎檠架往下支生，故骨会大椎。肩能任重，以骨会大椎也。壅遏营气，令无所避，是谓脉。太渊穴，在掌后内侧横纹头动脉中，近寸口处，手太阴之俞。肺朝百脉，寸口者，脉之大会，故脉会太渊。上焦开发，宣五谷味，熏肤、充身、泽毛，若雾露之溉，是谓气。三焦，上焦、中焦、下焦也。外一筋直两乳间，谓外从下气海一筋直上，至两乳中间膻中穴也。《灵枢》海论云：膻中者，为气之海，故气会膻中。热病在内者，谓在八者之内，则邪气已深，故必审其热之所，取其所会之要穴，以刺灸之法治之也。

第四十六难

难曰：狂癫之病，何以别之？

然：狂之始发，少卧而不饥，自高贤也，自辨智也，自贵倨也，妄笑，好歌乐，妄行不休是也。癫病始发，意不乐，直视，僵仆，其脉三部阴阳俱盛是也。

此遥承二十难，"重阳者狂，重阴者癫"二句，而详言其证候脉象也。

狂疾发于阳，故其状皆自有余而主动。阳气盛，不入于阴，故少卧。胃实而不和，故不饥。阳性动而扬，故自高贤、自辨智、自贵倨。倨，傲也。阳火炽盛冲及心，故妄笑、好歌乐、妄行不休，皆阳邪盛之候。

癫疾发于阴，故其状皆自不足而主静。七情之阴邪结于心，阴性静而郁，故病始发意不乐。郁火内燔而不得泄，故直视、僵仆、不能立而颠蹶也。此阴邪盛之候也。

其脉三部，寸、关、尺也。阳脉，浮、滑、长也。阴脉，沉、涩、短也。盛，谓带数、实之意。狂则三部皆见阳脉俱盛，所谓重阳，病属腑也。癫则三部皆见阴脉俱盛，所谓重阴，病属脏也。此狂癫之分别也。

第四十七难

难曰：头心之病，有厥痛，有真痛，何谓也？

然：手三阳之脉，受风寒，伏留而不去者，名厥头痛；入连在脑者，名真头痛；五脏之气相干，名厥心痛；痛虽甚，但在心，手足青者，名真心痛。真心痛者，旦发夕死，夕发旦死。

厥，逆也。厥痛，气逆而痛也。真，无他杂也。手三阳之经脉，从手至头，风寒客于经，则壅逆而不得流通，上干于头作痛者，谓之厥头痛。其证有六。《灵枢》厥病篇云：厥头痛，面若肿起而烦心，一也；头脉痛，心悲善泣，视头动脉反盛者，二也；贞贞头重而痛，三也；意善忘，按之不得，四也；项先痛，腰脊为应，五也；头痛甚，耳前后脉涌有热，六也。真头痛，头痛甚，脑尽痛，手足寒至节，死不治。

盖脑为髓海，真气之所聚，卒不受邪，受邪则死。本书不言，是遗脱也。

心者，君主之官，主一身之血脉。诸阴经受邪，则五脏相干而痛，谓之厥心痛，其证有五。《灵枢》厥病篇云：厥心痛，与背相控，善瘛，如从后触其心，伛偻者，肾心痛也。腹胀胸满，心尤痛甚，胃心痛也。痛如以锥针刺其心，心痛甚者，脾心痛也。色苍苍如死状，终日不得太息，肝心痛也。卧若徒居，心痛间，动作痛益甚，色不变，肺心痛也。真心痛，手足清至节，心痛甚，旦发夕死，夕发旦死。邪客篇云：心者，五脏六腑之大主也，精神之所舍也，其脏坚固，邪弗能容也。容之则心伤，心伤则神去，神去则死矣。故诸邪之在于心者，皆在于心之包络者，此之谓也。

第四十八难

难曰：一脉十变者，何谓也？

此遥承十六难："脉有六十首"之言，举心脉以发其义。一脉十变者，谓两手六部之脉，每一部之脉其变有十也。

然：五邪刚柔相逢之意也。假令心脉急甚者，肝邪干心也；心脉微急者，胆邪干小肠也；心脉大甚者，心邪自干心也；心脉微大者，小肠邪自干小肠也；心脉缓甚者，脾邪干心也；心脉微缓者，胃邪干小肠也；心脉涩甚者，肺邪干心也；心脉微涩者，大肠邪干小肠也；心脉沉甚者，肾邪干心也；心脉微沉者，膀胱邪干小肠也。五脏各有刚柔邪，故令一脉辄变为十也。

五邪，谓五脏五腑之气，失其正而为邪也。刚，阳之性也。柔，阴之性也。五脏为柔，六腑为刚。逢，犹干也。刚柔相逢，谓脏邪干脏，腑邪干腑，阴阳各以类相应也。干，犯也。急，肝脉；大，心脉；缓，脾脉；涩，肺脉；沉，肾脉。此五脏之本脉也。脏邪干脏则脉甚，腑邪干腑则脉微。见何脏之脉，则知何脏之邪相干。五脏各有刚柔，故云令一脉辄变为十也。

　　凡两手六部之脉，各有五邪十变，六部共六十变，为六十首。只举心部为例，余可依次类推。《素问》方盛衰论云：圣人持诊之道，先后阴阳而持之，奇恒之势，乃六十首。诊合微之事，追阴阳之变，章五中之情，其中之论，取虚实之要，定五度之事，知此乃足以诊。此之谓欤。

第四十九难

难曰：有正经自病，有五邪所伤，何以别之？

然：忧愁思虑则伤心；形寒饮冷则伤肺；恚怒气逆，上而不下则伤肝；饮食劳倦则伤脾；久坐湿地，强力入房则伤肾，是正经自病也。

心藏神，养心莫善于寡欲，忧愁思虑过度则神疲而心受伤矣。肺主气，外合于皮毛。形寒于外，饮冷于内，则气不利而肺受伤矣。肝在志为怒。恚，恨也。恚怒则气于上，血菀不行，甚则呕血而肝受伤矣。脾为仓廪之官，纳谷味，以养四脏而主四肢。饮食不节，劳倦过度，则脾受伤矣，以劳倦必由四肢也。肾属水而恶湿，久坐湿地而湿伤于下。强力者，力不能胜而强胜之也。入房，男女交合也。肾主精，强力入房则精竭而肾受伤矣。此皆五脏本经之自病也。

五邪奈何？

然：有中风，有伤暑，有饮食劳倦，有伤寒，有中湿，此之谓五邪。

五邪，木、火、土、金、水之邪也。

假令心病，何以知中风得之？

然：其色当赤也。经言肝主色，自入为青，入心为赤，入脾为黄，入肺为白，入肾为黑。肝为心邪，故知色当赤也。其病身热，胁下满痛，其脉浮大而弦。

此言心得中风之病，其色当赤也。盖中风之病，肝先受邪，肝气通于目而主色。自入为青，谓肝中风邪，本经自病也。入心为赤，谓心中风则色赤也。入脾为黄，谓脾中风则色黄也。入肺为白，谓肺中风则色白也。入肾为黑，谓肾中风则色黑也。肝为心邪，谓肝风入于心而为邪，故知色当赤也。身热，心病也。凡外感之邪先伤营卫，故身皆发热。热为火邪故属心病。胁下满痛，肝病也。浮大，心脉也。弦，肝脉也。肝邪干心，故色脉与证二经并见也。此举心病中风为例，余可类推。

何以知伤暑得之？

然：当恶臭也。经言心主臭，自入为焦臭，入脾为香臭，入肝为臊臭，入肾为腐臭，入肺为腥臭，故知心病伤暑得之，当恶臭也。其病身热而烦，心痛，其脉浮大而散。

此言伤暑之病，心先受邪，其证当恶臭也。心属火，火之化物，五臭出焉，故心主臭。自入为焦臭，谓心伤暑则生焦臭，为本经之自病也。入脾为香臭，谓脾伤暑邪则臭香也。入肝为臊臭，谓肝伤暑则臭臊也。入肾为腐臭，谓肾伤暑则臭腐也。入肺为腥臭，谓肺伤暑则臭腥也。心主暑，今伤暑，此本经之自病，得之当恶臭也。其病，身热而烦，心痛，皆心病也。烦者，火郁而瞀乱也。浮大者，心之本脉。散，则浮大而空虚无神，为心之病脉也。此亦举心病为例，余可类推，下皆仿此。

何以知饮食劳倦得之？

然：当喜苦味也。虚为不欲食，实为欲食。经言脾主味，入肝为酸，入心为苦，入肺为辛，入肾为咸，自入为甘，故知脾邪入心，当喜苦味也。其病身热而体重嗜卧，四肢不收，其脉浮大而缓。

此言饮食劳倦之脾病，传入于心之脉证也。饮食不节则伤胃，劳役过度则病四肢。脾者胃之脏而主四肢，故饮食劳倦之病，脾先得之。脾虚不能化谷，故为不欲食。实则尚能化谷，故为欲食。脾气通于口，故主味。入肝为酸，谓肝受饮食劳倦之病则喜酸也。入肺为辛，谓肺受饮食劳倦之病则喜辛也。入肾为咸，谓肾受饮食劳倦之病则喜咸也。自入为甘，谓脾受饮食劳倦之病则喜甘也。故知脾邪入心，当喜苦味也。身热，心病也。体重嗜卧，四肢不收，脾病也。浮大，心脉。缓，脾脉。脾邪入心，故二脏之证脉并见也。

何以知伤寒得之？

然：当谵言妄语也。经言肺主声，入肝为呼，入脾为歌，入心为言，入肾为呻，入肺为哭，故知肺邪入心

为谵言妄语也。其病身热，洒洒恶寒，甚则喘咳，其脉浮大而涩。

此言伤寒之病，肺先受邪，传入于心之证候也。自言曰言，答述曰语。谵言，睡中发无意识之言也。妄语，人问之，妄答也。肺属金而司呼吸，故主声。入肝为呼，谓肝伤寒则喜呼也。入脾主歌，谓脾伤寒则喜歌也。入心为言，谓心伤寒则喜言也。入肾为呻，谓肾伤寒则喜呻也。入肺为哭，谓肺伤寒则喜哭也。由是推之，故知肺邪入心，则为谵言妄语也。身热，心病也。肺主皮毛，故伤寒则洒洒然。恶寒甚，则肺气上逆喘咳也。浮大，心脉。涩，肺脉。肺邪入心，故二经之证脉并见也。

何以知中湿得之？

然：当喜汗出不可止也。经言肾主液，入肝为泣，入心为汗，入脾为涎，入肺为涕，入肾为唾，故知肾邪入心为汗不可止也。其病身热小腹痛，足胫寒而逆，其脉沉濡而大，此五邪之法也。

此言中湿之病肾先受邪，传入于心之证候也。《素问》逆调论云：肾者水脏，主津液。入肝为泣，谓中湿则目喜泪出也。入心为汗，为心中湿，身喜汗出也。入脾为涎，谓脾中湿，则口喜涎也。入肺为涕，谓肺中湿则鼻喜流涕也。入肾为唾，谓肾中湿则喜唾也。由是故知肾邪入心则为汗不可止也。身热，心病也。小腹痛，足胫寒而逆，肾病也。沉，督脉。濡而大，心脉。肾中湿邪入心，故二经之证脉并见也。以上大旨谓肝病见于色，心病见于臭，脾病见于味，肺病见于声，肾病见于液。以本脏之脉为主，而兼受邪之脏脉。由此类推，乃诊五邪之大法也。

难经会通

第五十难

难曰：病有虚邪，有实邪，有贼邪，有微邪，有正邪，何以别之？

此以五脏之五行生克为五邪，其义与上章所论之五邪互相发也。

然：从后来者为虚邪，从前来者为实邪，从所不胜来者为贼邪，从所胜来者为微邪，自病为正邪。假令心病，中风得之为虚邪，伤暑得之为正邪，饮食劳倦得之为实邪，伤寒得之为微邪，中湿得之为贼邪。

五行之次序，春木、夏火、长夏土、秋金、冬水。从后来者谓生我者也，邪挟生气而来，则虽进而易退，子能令母虚，故为虚邪。从前来谓我生者也，受我之气其力方旺，母能令子实，故为实邪，从所不胜来谓克我者，故为贼邪。贼，伤害也。从所胜来谓我所克也，虽病不能为害，故为微邪。自病谓本脏自感之病，无他脏之邪相杂，故为正邪。中风，肝木先病也。伤暑，心火先病也。饮食劳倦，脾土先病也。伤寒，肺先病也。中湿，肾先病也。假令心病因是五者而得，则有虚、实、贼、微、正之五邪。以此为例，余脏可仿此类推也。

112

第五十一难

难曰：经言七传者死，间脏者生，何谓也？

此言五脏传变生克之义。所引经，今亦佚，以五行木、火、土、金、水之次序言，七传则传其所胜而受克，故死。间脏则间其所胜之脏，依次相传而得生，故生。

然：七传者，传其所胜也。间脏者，传其子也，假令心病传肺，肺传肝，肝传脾，脾传肾，肾传心，一脏不再伤，故言七传者死也。假令心病传脾，脾传肺，肺传肾，肾传肝，肝传心，子母相传，周而复始，故言间脏者生也。

七传传其所胜者，谓传于所受克之脏也。如心病传肺，火克金也。肺病传肝，金克木也。肝病传脾，木克土也。脾病传肾，土克水也。肾病传心，水克火也。一脏不得再伤，故言七传者死也。间脏者，间其所胜之脏，而传其所生之子也。如心病传脾，火生土也。脾病传肺，土生金也。肺病传肾，金生水也。肾病传肝，水生木也。肝病传心，木生火也。此皆母子相传，故言间脏者生也。《素问》玉机真藏论云：五脏受气于其所生，传之于其所胜，气舍于其所生，死于其所不胜。病之且死，必先传行，至其所不胜，病乃死。此言气之逆行也，故死。此盖越人之所本欤？

第五十二难

难曰：脏病难治，腑病易治，何谓也？

然：脏病难治者，传其所胜也；腑病易治者，传其子也，与七传间脏同法也。

此承上文而发其未尽之义。五脏属阴，七神内守则邪之微者不易入。若大气之入，则神亦失守而病深，则传其所胜，故难治。六腑属阳，为水谷传输传化之道路，其气常通，邪虽入之其病尚浅，则传其所生，故易治。《素问》阴阳应象大论云："善治者，治皮毛，其次治肌肤，其次治筋脉，其次治六腑，其次治五脏。治五脏者，半死半生也。"此脏腑病有深浅，治有难易之别也。然脏病若传其子亦易治，腑病若传其所胜亦难治，故曰：与七传间脏同法也。

第五十三难

难曰：经言上工治未病，中工治已病，何谓也？

然：见肝之病，知当传脾，故先实其脾，无令受肝之邪，此治未病也，故曰上工；中工见肝之病，不晓相传，但治其肝，故曰治已病也。

此言七传间脏之治法，以结上文数章之义。五脏得病有余者皆传其所胜，而不足者则受邪。假令见肝之病，则知其当传脾，以木旺侮土也。邪之所凑，其气必虚。故先补其脾气，脾实则能御肝之邪而不受其克贼，此治未病也，故曰上工。中工见肝之病不晓相传之理，但治其肝之本脏，不知肝邪入脾而脾又病矣。故病未已，新病复起，故曰治已病也。《金匮要略》云：上工治未病，何也？师曰：夫治未病者，见肝之病，知肝传脾，当先实脾，四季脾旺不受邪，即勿补之。中工不晓相传，见肝之病不解实脾，惟治肝也。论集所谓撰用八十一难也。

第五十四难

难曰：脏腑病发，根本等不？

然：不等也。脏病者，止而不移，其痛不离其处；腑病者，仿佛贲响，上下流行，居处无常，故以知脏腑根本不等也。

此言脏腑有形质之病，以起下章积聚之义。五脏属阴而主静，藏而不泻，故病则止而不移，其痛不离其处也。仿佛，无形质也。贲响，贲动有声也。六腑属阳而主动，泻而不藏，故病则仿佛贲响，忽上忽下而流行，居处无常也。故以知脏腑发病，其证状根本不同也。

第五十五难

难曰：病有积，有聚，何以别之？

然：积者，阴气也；聚者，阳气也。故积者，五脏所生，其始发有常处，其痛不离其部，上下有所终始，左右有所穷处也；聚者，六腑所成，其始发无根本，上下无所留止，左右无有穷处，其痛常移易也。

此章发明积聚之病源，证候之分别。积者，五脏血脉不行，蓄积于内而成病。脏属阴，故曰阴气也。聚者，六腑阳气不运，结聚于外而成病。腑属阳，故曰阳气也。积之病，肝左胁，肺右胁，心脐上，肾脐下，脾居中，各有常处，其痛不越其部。其形之长短大小可循按，故曰上下有所终始，左右有所穷处也。聚之病似有若无而无定位，往来上下忽聚忽散，其痛亦无一定之处，而常移易也。因其病之或动或静，知其名之为积为聚也。

人病有沉滞，有积聚，可切脉而知之耶？

然：诊病在右胁有积气，当得肺脉结，脉结甚则积甚，结微则积微。

此言积聚之脉。如右胁有积气，应当右寸肺部得结脉。《素问》平人气象论云：结而横，有积矣。是结为积病之脉。可以结之微甚，推积之微甚也。

诊不得肺脉，而右胁有积气者，何也？

然：肺脉虽不见，右手脉当沉伏也。

此承上文，言积病亦有右寸肺部不见结脉，而右手三部之脉，当见沉伏脉。盖沉伏亦为积脉，右手肺之所治也。

其外痼疾同法耶？将异也？

然：结者，脉来去时一止，无常数也；伏者，脉行筋下也；浮者，脉行肉上也。左右表里，法皆如此。假令脉伏结者，内无积聚；脉浮结者，外无痼疾。或有积聚，脉不伏结；有痼疾，脉不浮结，是为脉不应病，病不应脉，皆死证也。

此言结伏之脉象及痼疾积聚，脉病不相应之死证也。痼疾谓瘰疬、瘿瘤、疮瘘之类。凡肌肉筋骨间久留不去之病，以其不在脏腑故曰外。脉来去时一止，无常数者名结，以血积在内，脉道不通，故其象如此。有定数者名代脉，主死也。伏脉行筋下主里，故伏结则病在里。浮脉行肉上主表，故浮结则病在表，结在左病亦在左，结在右病亦在右。以此推之，则内外左右积气痼疾，其结同而伏浮异也，故曰左右表里法皆如此。假如有是脉无是病，有是病无是脉，脉病不相应，此乃脏已败而真气不应于脉，所以皆为死证也。

第五十六难

难曰：五脏之积，各有名乎？以何月何日得之，可晓以不？

此承上章言五积之名状及五邪之相传，所得之月日。

然：肝之积，名曰肥气，在左胁下，如覆杯，久不愈，令人发咳逆、痎疟，连岁不已，以季夏戊己日得之。因肺病传肝，肝当传脾，适季夏土王，脾不受邪，肝复欲还肺，肺不肯受，故留结为积，故知肥气以季夏戊己日得之也。

肥气者如肉肥盛之状也。其形本大末小，如覆杯而突起。足厥阴之别贯膈上注肺，肝病久则正衰邪盛而上干，故令人发咳逆。厥阴与少阳相表里，邪结少阳故病痎疟也。间日一发曰痎，连日而发曰疟。连岁不已，《金匮要略》所谓此结为癥瘕，名曰疟母是也。季夏土旺之月。戊己土日。五脏受病则传其所胜，故肺病传肝，肝当传脾。适当季夏土旺之月，脾土得令，气实则不受邪。而肺金亦得土之生气而能拒邪，故邪因无道可行，于是仍留结于肝为积，而肥气成矣。乃见虚处受邪，旺处不容，故知肥气以季夏戊己日得之也。

心之积，名曰伏梁，起脐上，大如臂，上至心下，久不愈，令人烦心，以秋庚辛日得之。因肾病传心，心当传肺，适秋金王，肺不受邪，心复欲还肾，肾不肯受，留结为积，故知伏梁以秋庚辛日得之也。

伏梁谓积自脐上至心下，其大如臂，伏而不动，横亘如屋之梁也。秋者金旺之月。庚辛，金日也。肺金得秋金之旺令而能拒邪，故不受邪。肾水亦得秋金之生气亦能拒邪，故不肯受邪也。

脾之积，名曰痞气，在胃脘，覆大如盘。久不愈，令人四肢不收，发黄瘅，饮食不为肌肤，以冬壬癸日得之。因肝病传脾，脾当传肾，适冬水王，肾不受邪，脾复欲还肝，肝不肯受，留结为积，故知痞气以冬壬癸日得之也。

痞者，否塞而不通也。脾衰故四肢不收。脾瘀湿热则身体面目皆黄为黄瘅。脾气不通则食多而羸瘦，故饮食不为肌肤也。冬，水旺之月。壬癸，水日也。肾水旺于冬令而能拒邪，故不受邪。肝木亦得水之生气亦能拒邪，故不肯受邪也。

肺之积，名曰息贲，在右胁下，覆大如杯。久不愈，令人洒淅寒热，喘咳，发肺痈，以春甲乙日得之。因心病传肺，肺当传肝，适春木王，肝不受邪，肺复欲还心，心不肯受，留结为积，故知息贲以春甲乙日得之也。

息贲者，肺有积则气不通，而息时迫促也。积久不愈，则正虚邪盛。肺主皮毛，故洒淅寒热，肺气逆故喘咳，阳气盛故发肺痈。春，木旺之时。甲乙，木日也。肝木旺于春令故不受邪。心火亦得木之生气故不肯受邪。

肾之积，名曰贲豚，发于少腹，上至心下，若豚状，上下不时。久不愈，令人喘逆，骨痿而少气，以夏丙丁日得之。因脾病传肾，肾当传心，适夏火王，心不受邪，肾复欲还脾，脾不肯受，留结为积，故知贲豚以夏丙丁日得之也。此是五积之要法也。

贲豚者，肾之积，发于少腹上冲心，其状若豚之奔突也。肾气上冲，故喘逆，骨痿则不能起于床也，下焦不能纳气故少气。夏，火旺之时。丙丁，火日也。心火旺于夏令故不受邪，脾土亦得火之生气，故不肯受邪。

以上时令生克病情传变之理，是推候五积之要法也。

第五十七难

难曰：泄凡有几？皆有名不？

然：泄凡有五，其名不同，有胃泄，有脾泄，大肠泄，小肠泄与大瘕泄。

泄者，下利也，乃泄泻痢疾之总名。其名有五，详见下文。

胃泄者，饮食不化，色黄。

脾泄者，腹胀满，注泻，食即吐逆。

大肠泄者，食已窘迫，大便色白，肠鸣切痛。

小肠泄者，溲而便脓血，少腹痛。

大瘕泄者，里急后重，数至圊而不能便，腹中痛。此五泄之要法也。

胃泄者，胃阳不足而伤于寒湿，致胃之下口不固。饮食入内不待脾气运化即径传入大肠而出，完谷不化。所泄之色即胃之色，故色黄。所谓飧泄也。脾泄者，脾虚受邪，不能消化水谷并散胃之精气于五脏六腑。水谷停留于胃中，故腹胀满而注泻。注者，无节度也，言利下犹如注水也。气不化必逆，故食即吐逆。所谓濡泻也。大肠泄者，大肠虚而受邪，食讫即欲利，窘迫不可止也。窘迫，急也。大肠肺之腑，故大便之色白。肠鸣切痛，虚寒相搏也，所谓洞泄也。小肠泄者，邪客小肠而泄也。小肠主泌别清浊，为心之腑，故其证溲而便脓血，少腹痛。溲，小便也。便，大便也。欲溲小便而大便必同至。心主血脉，故便脓血。所谓赤白痢也。大瘕泄者，因瘕而泄也。瘕，结也，邪结小腹也。里急者，腹内痛急迫欲去之甚也。后重者，腰下沉重肛门下坠也。圊，厕也。里急故数至厕，后重故不能便。肠中结滞，故腹中痛。所谓肠澼也。此辨五泄之要法也。

第五十八难

难曰：伤寒有几？其脉有变不？

然：伤寒有五，有中风，有伤寒，有湿温，有热病，有温病，其所苦各不同。

伤寒者，外感病之总称。《素问》热论云：今夫热病者，皆伤寒之类是也。其下所列之伤寒乃外感病之一种也。外感八节之虚邪，谓之中风。中风之候，头项强痛，发热汗出，恶风。外感冬令阴寒之邪，谓之伤寒。伤寒之候，头项强痛，发热恶寒，体痛无汗。外感长夏湿热之邪，谓之湿温。湿温之候，一身尽痛，发热，身色如熏黄也。外感盛夏之热邪，谓之热病。热病之候，汗出恶寒，身热而渴。外感春温之邪，谓之温病。温病之候，头项强痛，发热而渴，不恶寒。此五邪之所苦不同也。

中风之脉，阳浮而滑，阴濡而弱；伤寒之脉，阴阳俱盛而紧涩；湿温之脉，阳濡而弱，阴小而急；热病之脉，阴阳俱浮，浮之而滑，沉之散涩；温病之脉，行在诸经，不拘何经之动，各随其经之所在而取之。

此言五种外感病之脉象也。阴阳皆指尺寸而言也。

风为阳邪，其中人则在上部之表，故其脉寸部浮而滑，邪盛也。尺部濡而弱，正虚也。寒为阴邪，营卫俱伤，故其脉尺寸俱盛。因寒郁而为热，故见紧涩也。湿温为阴阳混淆之邪，而伤阴。其脉寸部濡而弱，阳气虚也。尺部小而急，阴邪盛也。热者，阳盛之极，故其脉尺寸俱浮。轻取之浮滑者，阳盛于外，热之本脉也。重取之散涩者，阴衰于内，津液虚少也。温者阳邪，其性散，行诸经。动者，脉盛也。当各随其经之动脉所在而取之也。

伤寒有汗出而愈，下之而死者；有汗之则死，下之即愈者，何也？

然：阳虚阴盛，汗出而愈，下之即死；阳盛阴虚，汗之则死，下之即愈也。

此伤寒亦统指外感病而言。此阴阳则指表里而言，表为阳，里为阴也。受病者为虚，唯其虚也，是以邪凑之。不受病者为盛，唯其盛也，是以邪不入。阳虚者邪实于表，而表之阳气虚也。寒邪在外为阴盛。阳虚阴盛，《外台》所谓表病里和也。表病宜汗，故汗出则病愈。若误下之，则表邪内陷，正气下脱即死，"伤寒例"所谓承气入胃阴盛以亡是也。阴虚者邪实于里，而里之阴气虚也。热邪内炽为阳盛。阳盛阴虚，《外台》所谓里病表和也。里病宜下，故下之则病愈。若误汗之，则津液外越，亡阳而死，"伤寒例"所谓桂枝下咽，阳盛则毙是也。所以然者，汗能亡阳，下能损阴。经曰：诛伐无过命曰大惑，此之谓也。

寒热之病，候之奈何？

然：皮寒热者，皮不可近席，毛发焦，鼻槁不得汗；肌寒热者，皮肤痛，唇舌齿槁，无汗；骨寒热者，病无所安，汗注不休，齿本槁痛。

寒热病者，由伤寒外感病失治，久则传变。其人汗下失宜致阴阳两虚，外邪虽退而正气乃伤，阳虚则生寒，阴虚则发热，成为劳瘵之病，故附于伤寒汗下之后。《灵枢》五变篇云：百疾之始期也，必生于风雨寒暑，循毫毛而入腠理，或复还，或留止，或为风肿汗出，或为消瘅，或为寒热，或为留痹，或为积聚，奇邪淫溢，不可胜数是也。皮寒热者，其邪尚浅，肺病也。肺主皮毛开窍于鼻，肺受邪则皮痛不可近席，毛发焦而鼻枯槁也。汗从毛孔而出，邪居之则毛孔闭而不得汗矣。肌寒热者，邪入渐深，脾病也。脾主肌肉开窍于口，脾受邪则气不运，故皮肤作痛。津液不能温于肉理以荣唇口，故唇口干燥而齿槁无汗也。骨寒热者，邪入最深，肾病也。肾主骨又主液，骨发寒热则身无所安。肾液外泄，故汗注不休。内无所养则齿根槁痛。所谓骨蒸潮热也。三病治法，详见《灵枢》寒热病篇。

第五十九难

难曰：人肠胃长短，受水谷多少，各几何？

然：胃大一尺五寸，径五寸，长二尺六寸，横屈受水谷三斗五升，其中常留谷二斗，水一斗五升。

小肠大二寸半，径八分分之小半，长三丈二尺。受谷二斗四升，水六升三合合之大半。

回肠大四寸，径一寸半，长二丈一尺，受谷一斗，水七升半。

广肠大八寸，径二寸半，长二尺八寸，受谷九升三合八分合之一。

故肠胃凡长五丈八尺四寸，受水谷八斗七升六合八分合之一，此肠胃长短，受水谷之数也。

胃，会也，水谷之所会也。大以周园言，径以直径言，圆形略率径一则周三有余，故园大一尺五寸则径五寸也。

胃在腹中其形盘曲，故曰横屈。留者存于中不使出也。出即胃虚，饥而思食，故一日必再食也。肠，畅也，通畅胃中水谷也。小半，三分之一也。大半，三分之二也。回肠即大肠也，因其回曲故名回肠。广肠即直肠也，以其最广故曰广肠。胃留谷二斗，水一斗五升，传入小肠则谷剩四升，水少八升六合合之小半，又传入大肠，水谷之数比之在胃各减一半。至此则水分入膀胱，谷传入广肠，故广肠止受谷九升三合八分合之一，而不及水也。《灵枢》肠胃篇云：肠胃所入至所出，长六丈四尺四寸，以唇至肛门合计也。平人绝谷篇云：肠胃之长凡五丈八尺四寸，受水谷九斗二升一合合之大半，与上文之数符合。此云受水谷八斗七升六合八分合之一者，传写之讹也。

脏腑之重量各几何？其形状奚若？

然：肝重二斤四两，左三叶，右四叶，凡七叶。主藏魂。

心重十二两，中有七孔三毛，盛精汁三合。主藏神。

脾重二斤三两，扁广三寸，长五寸，有散膏半斤。主裹血，温五脏，主藏意。

肺重三斤三两，六叶两耳，凡八叶。主藏魄。

肾有两枚，重一斤二两，主藏志。

胆在肝之短叶间，重三两三铢，盛精汁三合。

胃重二斤十四两。

小肠重二斤十四两，左回叠积十六曲。

大肠重三斤十二两，当脐右回叠积十六曲。

膀胱重九两二铢，纵广九寸，盛溺九升九合。

口广二寸半，唇至齿长九分，齿以后至会厌深三寸半，大容五合。

舌重十两，长七寸，广二寸半。

咽门重十两，广二寸半，至胃长一尺六寸。

喉重十二两，广二寸，长一尺二寸，九节。

肛门重十二两。

此藏府各部之重量数及形状也。

肝，干也。体状有似枝干也。左三右四，阴多阳少也。心，任也，言能任物也。孔，窍也。盛精汁三合，谓孔中所藏之精血也。脾，裨也，裨助胃气主化水谷也。散膏，津液之不凝者。裹血，谓统之使不散也。五脏皆禀气于脾胃，故受其气以温暖也。肺，勃也，言其气勃郁也。垂下为叶，旁出为耳，共凡八叶。肾，引也，引水气灌注诸脉也。胆，敢也，有果敢决断也。舌，泄也，可舒泄言语也。咽，嚥也，通于胃可嚥物也。喉，空也，为肺之系，其中空虚可通气之呼吸也。肛门，广肠之下口也。以上所言脏腑之形状，度量衡之数，唐·张守节引其文附列《史记》扁鹊传后。学者当参合近世之解剖生理学，庶不致失实也。古者二十四铢为一两，十六两为一斤。其斗升合法，当以口内大容五合推之。尺寸之法，当以同身寸取之。

第六十难

难曰：人不食饮，七日而死者，何也？

然：人胃中常存留谷二斗，水一斗五升，故平人日再至圊，一行二升半，日行五升，七日五七三斗五升，而水谷尽矣。平人不饮食七日而死者，水谷津液俱尽故也。

平人，无病之人也。行，谓水谷化糟粕行去也。人以饮食为养命之本，胃为水谷之海，所受水谷常存三斗五升。平人胃满则肠虚，肠满则胃虚，更虚更满，气得上下，五脏安定，血脉和利，精神乃居。故神者，水谷之精气也，所谓水入于经其血乃成，谷入于胃脉道乃行。平人日再至圊，不饮食七日而水谷津液俱尽，水去则营散，谷消则卫亡。胃无气以生，神失所依，故死也。详见《灵枢》平人绝谷篇。

第六十一难

难曰：经言望而知之谓之神，闻而知之谓之圣，问而知之谓之工，切脉而知之谓之巧，何谓也？

此章以望、闻、问、切为神圣工巧，判术业之高下。所引经言，今亦佚。难而易者谓之巧，得其精者谓之工，大而化之谓之圣，圣而不可知之谓之神。

然：望而知之者，望见其五色以知其病。闻而知之者也，闻其五音以别其病。问而知之者，问其所欲五味，以察其病。切而知之者，诊其寒热，视其虚实，以知其病。经言以外知之曰圣，以内知之曰神，此之谓也。

五色，谓五脏所见之色也。五音，谓五脏所发之音也。五味，谓五脏所喜之味也。切，按也，谓按寸口之脉也。寒热虚实者，百病之纲领也。脉合五色，色合五味，味合五音，故有望、闻、问、切之法。外，谓有症见于外而可视验也。内，谓内有病而未见外也。外则显而易知，内则隐而难见。症见于外，而知其内病者，谓之圣。病在于内，外无可验，而能知之者，谓之神。如越人望齐侯之色是也。

第六十二难

难曰：脏之井荥有五，腑独有六者，何也？

然：腑者，阳也，三焦行于诸阳，故置一俞，名曰原。所以腑之井荥有六者，与三焦共一气也。

脏，谓五脏之经脉。井荥有五，谓诸经皆以所出为井，所流为荥，所注为俞，所行为经，所入为合，一经各有井、荥、俞、经、合之五穴也。腑，谓六腑之经脉。有六者，谓诸经亦并以所出为井，所流为荥，所注为俞，所过为原，所行为经，所入为合，一经各有井、荥、俞、原、经、合之六穴也。俞，穴也。原，元也。原气为人之根本，基于命门，发于三焦。三焦之气行于诸阳，以象天之原气运行于五方。六腑之经，多一原穴者，以三焦统摄诸阳，六府皆阳，三焦亦是阳，故云共一气也。详见《灵枢》本输篇。

第六十三难

难曰:《十变》言，五脏六腑荥合，皆以井为始者，何谓也?

然:井者，东方春也，万物之始生也。诸蚑行喘息，蜎飞蠕动，当生之物，莫不以春生。故岁数始于春，月数始于甲，荥合始于井也。

此章发明手足十二经所出井穴之名义。井，谓山谷之中泉水初出之处，在人身则力经气之所始，犹东为四方之始，春为四时之首也。蚑，虫行貌。息，嘘吸气也。蜎，井中虫也。蠕，动也。万物初生，皆由于春气之化育，春至则蛰虫始振，所以蚑虫行、喘虫息、蜎虫飞、蠕虫动也。四时春为之始，十干甲为之首，十二经皆以井为始，犹岁之春，月之甲也。古者十干以纪日，则月字当是日字之误。《本义》《集注》《经释》均作日，当从之。

第六十四难

难曰:《十变》言，阴井木，阳井金；阴荥火，阳荥水；阴俞土，阳俞木；阴经金，阳经火；阴合水，阳合土。阴阳皆不同，其意何也?

然:是刚柔之事也。阴井乙木，阳井庚金。庚者，乙之刚也；乙者，庚之柔也。乙为木，故言阴井木也；庚为金，故言阳井金也。余皆仿此。

阴，谓手足诸阴经。井乙木，荥丁水，俞己土，经辛金，合癸水，皆为柔。阳，谓手足诸阳经。井庚金，荥壬水，俞甲木、经丙火、合戊土，皆为刚。甲与己合；丙与辛合；戊与癸合；庚与乙合；壬与丁合，即三十三难所谓大言阴与阳，小言夫与妇之义也。《易》曰:分阴分阳，迭用柔刚。其是之谓与欤。

第六十五难

难曰：经言所出为井，所入为合，其法奈何？

然：井者，东方春也，万物始生，故言所出为井也；合者，北方冬也，阳气入藏，故言所入为合也。

此承上章言经穴流注始终之义。东为四方之始，春乃四时之始，井乃荥俞经合之始，故曰：井者，东方春也。万物当春而始生，经水始出，所以谓之井也。北为四方之终，冬乃四时之终，合乃井、荥、俞、经之终，故曰：合者，北方冬也。阳气于冬而伏藏，经水所入，所以谓之合也。夫人之阳气随四时而出入，故春气在井，夏气在荥，秋气在经，冬气在合，其所取气穴皆随四时而刺之也。

第六十六难

难曰：经言肺之原，出于太渊；心之原，出于大陵；肝之原，出于太冲；脾之原，出于太白；肾之原，出于太谿；少阴之原，出于兑骨；胆之原，出于邱墟；胃之原，出于冲阳；三焦之原，出于阳池；膀胱之原，出于京骨；大肠之原，出于合谷；小肠之原，出于腕骨。五脏皆以俞为原者，何也？

然：五脏俞者，三焦之所行，气之所留止也。三焦者，原气之别使，主通行三气，经历于五脏六腑。故原者，三焦之尊号也，所止为原。凡五脏六腑之有病者，皆取之也。

此承上章言五脏六腑之原穴及五脏皆以俞为原之义。肺，手太阴经也，太渊在掌后陷中。心，手心主，厥阴经也，大陵在掌后两筋间陷中。肝，足厥阴经也，太冲在足大指本节后二寸陷中。脾，足太阴经也，太白在足内侧核骨下陷中。肾，足少阴经也，太谿在足内踝后跟骨上动脉陷中。少阴心经也，兑骨即神门，在掌后兑骨之端陷中。胆，足少阳经也，邱墟在足外廉踝下如前陷中。胃，足阳明经也。冲阳在足跗上五寸骨间动脉。三焦，手少阳经也，阳池在手表腕上陷中。膀胱，足太阳经也，京骨在足外侧大骨下赤白肉际陷中。大肠，手阳明经也，合谷在手大指次指间。小肠，手太阳经也，腕骨在手外侧腕前起骨下陷中。以上十二经而五脏皆以俞为原者，三焦由此以行气所留止之处也。盖三焦乃原气之别使，包括脏腑，主通行上、中、下之三气，经历于五脏六腑之俞穴。因其经历所留止之处，故俞亦可名原也。盖原者指脐下三寸肾间动气，所谓下焦禀真元之气，为人生命之本，十二经之根，三焦之所资生。自下焦上达于中焦，受水谷精悍之气化为营卫。营卫与真元之气通行达于上焦。分言之则曰三焦，从其本言则曰原，所以原为三焦之尊号。而所留止之处为原，犹警跸所至称行在所也。凡五脏六腑之有病，皆取其十二经之原穴以治之，所谓治病必求其本也。《灵枢》九针十二原篇以五脏之原左右十穴，并膏之原鸠尾一穴，肓之原脖胦一穴，凡十二穴。而越人引经以十二经为说，盖别有所本欤。

第六十七难

难曰：五脏募皆在阴，俞皆在阳者，何也？

此章言五脏募俞所以在阴在阳之义。募，结募也，为经气之所聚。俞，犹输也，经气由此而输于彼也。五脏募，谓肺之募中府二穴，在云门下一寸，乳上三肋间。心之募巨阙一穴，在鸠尾下一寸。脾之募章门二穴，在季胁下直齐。肝之募期门二穴，在不容两傍一寸五分。肾之募京门二穴，在腰中季胁。以上诸穴皆在腹侧，腹属阴，故曰皆在阴。五脏俞谓：肺俞二穴，在第三椎下；心俞二穴，在第五椎下；肝俞二穴，在第九椎下；脾俞二穴，在十一椎下；肾俞二穴，在十四椎下。皆侠脊两傍各一寸五分。均在背部，背属阳，故曰皆在阳。

然：阴病行阳，阳病行阴，故令募在阴而俞在阳也。

阴病行阳，谓内脏有病则出行于阳，阳俞在背也。阳病行阴，谓外体有病则入行于阴，阴募在腹也。以阴阳经络，气相通应，募俞为气血阴阳周行顿节之所，而病邪亦无不从此而出入。凡病在阴则当刺俞，病在阳则当刺募。故针法云：从阳引阴，从阴引阳也。

第六十八难

难曰：五脏六腑，各有井、荥、俞、经、合，皆何所主？

自六十二难至此，皆发明井、荥、俞、经、合之义。以下俱言针刺之法也。五脏六腑各有井、荥、俞、经、合者，肝井大敦，荥行间，俞太冲，经中封，合曲泉。肺井少商，荥鱼际，俞太渊，经经渠，合尺泽。心井少冲，荥少府，俞神门，经灵道，合少海。肾井涌泉，荥然谷，俞太谿，经复溜，合阴谷。脾井隐白，荥大都，俞太白，经商丘，合阴陵泉。心包络井中冲，荥劳宫，俞大陵，经间使，合曲泽。胆井窍阴，荥侠谿，俞临泣，原邱墟，经阳辅，合阳陵泉。大肠井商阳，荥二间，俞二间，原合谷，经阳谿，合曲池。小肠井少泽，荥前谷，俞后谿，原腕骨，经阳谷，合小海。胃井历兑，荥内庭，俞陷谷，原冲阳，经解谿，合三里。膀胱井至阴，荥通谷，俞束骨，原京骨，经昆仑，合委中。三焦井关冲，荥液门，俞中渚，原阳池，经支沟，合天井。详见《灵枢》本输篇。何所主，诸穴刺之主治何病也。

　　然：经言所出为井，所流为荥，所注为俞，所行为经，所入为合。井主心下满，荥主身热，俞主体重节痛，经主喘咳、寒热，合主逆气而泄。此井荥俞经合之所主病也。

　　出，始发源也。井，水源之所出也。流，渐盛能流动也。荥，绝小水也。水始出源流之尚微，故谓之荥。注，流所向注也。俞，输也。水上而注下，下复承而流之，故谓之俞。行，通达条贯也。水行经历而过，故谓之经。入，藏纳归宿也。合，会也。经过于此，乃入于脏腑，与众经相会，故谓之合。五句见《灵枢》九针十二原篇。《素问》阴阳应象大论云：六经为川。故井、荥、俞、经、合，皆以水为喻也。由五脏井、荥、俞、经、合五行所属推之，则心下满为肝木之病，当取诸井以主之；身热为心火之病，当取诸荥以主之；体重节痛为脾土之病，当取诸俞以主之；喘咳寒热为肺金之病，当取诸经以主之；逆气而泄为肾水之病，当取诸合以主之。

第六十九难

难曰：经言虚者补之，实者泻之，不虚不实以经取之，何谓也？

此章发明针法补泻之义。所引经言见《灵枢》经脉篇。虚，血气虚也。实，血气实也。补之，谓行针用补法，补其虚而复其正也。泻之，谓行针用泻法，泻其实而返于平也。以经取之，言循其本经所宜刺之穴也。

然：虚者补其母，实者泻其子，当先补之，然后泻之，不实不虚以经取之者，是正经自生病，不中他邪，当自取其经也。

子母以五行配脏腑而推之。母，生我之经也；子，我生之经也。虚者补其母，如肝虚则补肾经是也。母气实，则生之益力。实则泻其子，如肝实则泻心经是也。子气衰，则食其母益甚。当先补之，然后泻之者，言欲泻其子而必先补其母以固本，则正气充，邪自易出也。不实不虚，是诸脏不相乘也。故云：正经自病，不中他邪，当自取其本经所当刺之穴而补泻之，不必补母泻子也。

第七十难

难曰：经言春夏刺浅，秋冬刺深者，何也？

然：春夏者，阳气在上，人气亦在上，故当浅取之；秋冬者，阳气在下，人气亦在下，故当深取之也。

此言用针之法当随四时阳气之浮沉，而浅深刺之也。《灵枢》终始篇云：春气在毛，夏气在皮肤，秋气在分肉，冬气在筋骨。刺此病者，各以其时为齐。故曰：春夏刺浅，秋冬刺深。阳气，谓天地之气。人气，谓营卫之气。四时受病各随正气之浅深，故用针治病，亦当依四时气之浅深而取之，必以得气为主。得气者，《素问》四时刺逆从论所谓，邪气者，常随四时之气血而入客也，然必从其经气辟除其邪，除其邪则乱气不生。王注云：得气而调，故不乱是也。春夏之时，阳气浮而在上，人之气亦在皮肉之上，故刺之当浅，欲其无太过也。秋冬之时，阳气沉而在下，人之气亦在筋骨之中，故刺之当深，欲其无不及也。

春夏必致一阴，秋冬必致一阳者，何也？

然：春夏温，必致一阴者，初下针沉之至肾肝之部，得气引持之阴也。秋冬寒，必致一阳者，初内针浅

而浮之至心肺之部，得气推而内之阳也。

上文言用针得气之理，此言用针致气之法，以顺四时阴阳之义。致，取也，谓用针以取其气也。内之肌肉谓之脾部。肌肉上属心肺而为阳，下属肝肾而为阴。春夏之时气温，必致一阴者，阳盛则阴不足，故取阴气以补阳，春夏养阳之义也。初下针即沉之至肾肝之部，俟针得其一阴之气，乃引针提之至心肺之分而留之，使阴气以和于阳也。秋冬之时气寒，必致一阳者，阴盛则阳不足，故取阳气以补阴，秋冬养阴之义也。初内针，浅而浮之当心肺之部，俟针得其一阳之气，然后推针内之，以达于肾肝之分而留之，使阳气以和于阴也。此《素问》阴阳应象大论所谓，善用针者，从阴引阳，从阳引阴之义。阴阳协和，而营卫自然通行矣。

第七十一难

难曰：经言刺卫无伤营，刺营无伤卫，何也？

此言用针浅深之法。营为阴而行于脉中，卫为阳而行于脉外，二者为之表里。无，毋通，禁止辞。

然：刺阳者，卧针而刺之；刺阴者，先以左手摄按所针荥俞之处，气散乃内针，是谓刺卫无伤营，刺营无伤卫也。

刺阳者，邪在卫气表阳之分。阳气轻浮，宜浅刺，故卧其针而刺之，则浅而不伤营血也。刺阴者，邪在营血当刺里阴之分也。先以左手摄按所刺之穴良久，使卫气暂散乃内针，则深而不伤卫气也。病在卫则当刺浅，故有卧针之法。病在营则当刺深，故有摄按之法，浅深得宜两不相伤，斯为善针者也。

第七十二难

难曰：经言有见始入，有见始出者，何谓也？

此言刺法，下针出针之候。所引经今亦佚。用针之妙，随气而施，候气至而内针，候气尽而出针。

然：所谓有见始入者，谓见气来至，乃内针也。有见始出者，谓见气行尽，乃出针也。

有见始入者，谓左手压按所针之穴，弹而努之，爪而下之，使其该刺之所，气至若动脉之状，而方下针也。有见始出者，针入留之良久，乃候其针下气尽，而后出针也。气尽者，《灵枢》所谓已补而实，已泻而虚之顷也。否则无益，而反害之矣。

第七十三难

难曰：诸井者，肌肉浅薄，气少不足使也，刺之奈何？

此言刺井穴之法。诸经之井，皆在手足指端，肌肉浅薄之处。气藏于肌肉之内，肌肉少则气亦微。不足使，谓补泻不能相应也。故设问以发其义。

然：诸井者，木也，荥者火，火者木之子，当刺井者，以荥泻之。故经言补者不可以为泻，泻者不可以为补，此之谓也。

井属木，为火之母，营属火，为木之子。以实者泻其子之法推之，当泻井者只泻其荥，泻子则母虚，井虽不泻气亦虚焉。以此推之，虚者补其母，则当补其井者，只补其合水也。经言：补者不可以为泻，泻者不可以为补，各有攸当不可误施也。所引经言，今亦无考。六十九难以别经为子母，此则以经之俞穴为子母也。

第七十四难

难曰：经言春刺井，夏刺荥，季夏刺俞，秋刺经，冬刺合者，何也？

然：春刺井者，邪在肝。夏刺荥者，邪在心。季夏刺俞者，邪在脾。秋刺经者，邪在肺。冬刺合者，邪在肾也。

此言应四时刺五俞，治五邪之法。所引经言，今亦无考。

井属木，春旺肝木而应井，肝木有邪井能主之。荥属火，夏旺心火而应荥，心有邪荥能主之。俞属土，夏季旺脾土而应俞，脾土有邪俞能主之。经属金，秋旺肺金而应经，肺金有邪经能主之。合属水，冬旺肾水而应合，肾水有邪合能主之。以四时有病则脏气与之相应，故刺法亦从时随邪之所在而取之也。《灵枢》顺气一日分为四时篇云：藏主冬，冬刺井。色主春，春刺荥。时主夏，夏刺俞。音主长夏，长夏刺经。味主秋，秋刺合。是谓五变，以主五俞。病在脏者取之井，病变于色者取之荥，病时间时甚者取之俞，病变于音者取之经，经满而血者病在胃及以饮食不节得病者取之于合，故命曰味主合，是谓五变也。本章所引经言与此不同，盖越人刺法谓正经自病，《灵枢》所云实者泻其子之法欤。

五脏之系于春夏秋冬者，何也？

然：五脏一病，辄有五也。假令肝病，色青者肝也，臭臊者，肝也，喜酸者肝也，喜呼者肝也，喜泣者肝也，其病众多，不可尽言也。四时有数，而并系于春夏秋冬者也。此针之要妙，在于秋毫也。

此承上文，言人之五脏系于四时，一脏有病，辄有色、臭、味、声、液五者之证见于外，特举肝病为例，以明色、臭、味、声、液为辨万病之目的，病虽众多，言莫能尽，然四时有一定之数，而井、荥、俞、经、合并系于春、夏、秋、冬之所属。针者能断其五邪所在，令中病源，其要妙之理，若察秋毫之微也。

第七十五难

难曰：病有欲得温者，有欲得寒者，有欲见人者，有不欲见人者，证各不同，病在何脏何腑也？

此言临病人问所欲，而知邪之在腑在脏，属阳属阴，然后刺之，庶无错误也。

然：欲得寒而欲见人者，病在腑也。腑者阳也。欲得温而不欲见人者，病在脏也。脏者阴也。阳欲得寒，阴欲得温故也。

六腑属阳，诸阳为病则热盛，欲得寒以济之，故饮食衣服居处，皆喜寒而恶热也。欲见人者，阳性动而散，好为烦扰也。

五脏属阴，诸阴为病则寒胜，欲得热以济之，故饮食衣服居处，皆喜温而恶寒也。不欲见人者，闭户独处，恶闻人声，以阴性静而藏，好安静也。

第七十六难

难曰：针有补泻，何谓也？

然：补泻之法，非必呼吸出内针也。知为针者，信其左；不知为针者，信其右。当刺之时，先以左手厌按所针荥俞之处，弹而努之，爪而下之，其气之来，如动脉之状，顺针而刺之，得气推而内之，是谓补；动而伸之，是谓泻。不得气，乃与男外女内。又不得气，是谓十死不治也。

此章发明针法之补泻。补泻之法，非必呼吸出内针者。补者呼内吸出，泻者吸内呼出，此乃补泻法之一端耳，而其要妙在于得气出内之微也。信其左，谓其法全在善用其左手也。信其右，谓惟知右手持针以刺之也。善针者，当刺之时，必先审穴准确，以左手压按所针俞穴之处，弹击努揉，使气血活动而阳聚，以爪掐至肉下，其气之来若动脉之状应于手，然后以右手持针，循顺其穴而刺之。停针良久，得气应于针下而针动，是得气也。因而推针至当止之分，气亦从之入，此之谓补。若得气即将针推动伸提而引出其气，此之谓泻。若久留针而气不至，则浮针于卫分，左转以待其气。如不至，又沉内于营分，右转以待其气。如气又不应于针，为营卫已脱，阴阳之气俱尽，如此之候，十人十死，不可复针也。卫为阳，阳为外，故曰男外。营为阴，阴为内，故曰女内。此术士之隐辞，所以明其为补泻之秘法也。详见《素问》离合真邪论。

第七十七难

难曰：当补之时，何所取气？当泻之时，何所置气？可晓以不？

上章言补泻之针法，而此发明其义理也。言取何所之气以为补，而其所泻之气置之何处也。

然：当补之时，从卫取气；当泻之时，从营置气。其阳气不足，阴气有余，当先补其阳，后泻其阴；阴气不足，阳气有余，当先补其阴，后泻其阳，营卫通行，此其要也。

《灵枢》卫气篇云：其浮气之不循经者，为卫气。其精气之行于经者，为营气。阴阳相随，外内相贯，如环之无端，是以当补之时浅针之，俟得气，乃推内针于所虚之处，是谓从卫取气也。当泻之时深针之于所实之处，俟得气，即引针泻之，是谓从营置气也。置者，弃置其气而不用也。然人之虚实不一，补泻之时亦当变通。其阳气不足而阴气有余，当先补其阳，后泻其阴以和之。其阴气不足而阳气有余，当先补其阴，后泻其阳以和之。如此则阴阳之气和平，而营卫自然通畅流行矣。阴阳，即营卫也。《灵枢》终始篇云：阴盛而阳虚，先补其阳，后泻其阴而和之。阴虚而阳盛，先补其阴，后泻其阳而和之。此乃持针之要妙，勿先其泻而后其补也。

第七十八难

难曰：经言五脏脉已绝于内，用针者反实其外；五脏脉已绝于外，用针者反实其内。内外之绝，何以别之？

然：五脏脉已绝于内者，肝肾之脉绝于内也，而医者反实其心肺；五脏脉已绝于外者，心肺之脉绝于外也，而医者反实其肾肝。阳绝补阴，阴绝补阳，是谓实实虚虚，损不足而益有余，如此死者，医杀之耳。

此承上章，言补泻之法反用之害。经文四句，见《灵枢》九针十二原篇。五脏脉指针刺脉络之经气言，非寸关尺之脉也。绝，谓气不至也。外内，即营卫、阴阳、上下也。皮脉在外，心肺主之，为阳。筋骨在内，肝肾主之，为阴。反实，谓误补之也。肝肾所主筋骨之分之脉气绝于内，是阳虚不能荣于下而阴绝也。反实其心肺所主之皮脉，是阴绝误补其阳也。心肺所主皮脉之分之脉气绝于外，是阴虚不能荣于上而阳绝也。反实其肾肝所主之筋骨，是阳绝误补其阴也。虚虚实实，损不足而益有余，如此死者，乃医者误用补泻杀之耳。《灵枢》九针十二原篇云：五脏之气、已绝于内，而用针者反实其外，是谓重竭，重竭必死，其死也静，治之者，辄反其气，取腋与膺。五脏之气已绝于外，而用针者反实其内，是谓逆厥，逆厥则必死，其死也躁，治之者，反取四末。小针解篇云：所谓五脏之气已绝于内者，脉口气内绝不至，反取其外之病处与阳经之合，有留针以致阳气，阳气至则内重竭，重竭则死矣，其死也，无气以动，故静。所谓五脏之气已绝于外者，脉口气外绝不至，反取其四末之俞，有留针以致其阴气，阴气至则阳气反入，入则逆，逆则死矣，其死也，阴气有余，故躁。

第七十九难

难曰：经言迎而夺之，安得无虚？随而济之，安得无实？虚之与实，若得若失；实之与虚，若有若无，何谓也？

此承上章，言补泻之义。《灵枢》九针十二原篇云：逆而夺之，恶得无虚，追而济之，恶得无实，迎之随之，以意和之，针道毕矣。言实与虚，若有若无。为虚与实，若得若失。小针解篇云：迎而夺之者，泻也，追而济之者，补也。言实与虚，若有若无者，言实者有气，虚者无气也。为虚与实，若得若失者，言补者必然若有得也，泻则恍然若有失也。此越人之所本，而下文乃其独得之秘也。

然：迎而夺之者，泻其子也；随而济之者，补其母也。假令心病泻手心主俞，所谓迎而夺之也；补手心主井，所谓随而济之也。虚之与实，实之与虚者，濡牢之意也。气来实牢者，为得为有；气来濡虚者，为失为无。故曰，若得若失，若有若无也。

迎者，迎于前。迎而夺之者，迎其气而泻其邪也。随者，随其后。随而济之者，随其气而补其正也。《内经》迎随之义，是以经气之顺逆往来，而用针者候其气之呼吸出入及针锋之所向，以为补泻之法。而越人乃针本经来处之穴为迎为泻，针去处之穴为随为补，故有泻子补母之说也。假令心病，心属火，《灵枢》邪客篇云：诸邪之在心者，皆在心之包络。而手心主荣，亦属火，是心之本穴。俞属土，而为火之子，心实则泻心主俞穴大陵，是谓迎于前而夺之也。井属木，而为火之母，心虚则补心主井穴中冲，是谓随于后而济之也。牢，硬也，实也。濡，软也，虚也。欲行补泻，须先候其气之虚实也。此假心病为例，余可类推。此章所言泻子补母，即以本经俞穴言。

第八十难

难曰：经言，能知迎随之气，可令调之。调气之方，必在阴阳，何谓也？

此承上章发明迎随之义。《灵枢》终始篇云：阳受气于四末，阴受气于五脏，故泻者迎之，补者随之。知迎知随，气可令和，和气之方，必通阴阳。此越人之所本。盖阳经主外，故从四末始。阴经主内，故从五脏始。迎者，针锋迎其来处而夺之，故曰泻。随者，针锋随其去处而济之，故曰补。通阴阳者，察其阴阳之虚实，不得误施补泻也。

然：迎随者，必知营卫之流行，经脉之往来也。从其逆顺而取之，故曰迎随。调气者，必知病之内外表里，随其阴阳而调之，故曰必在阴阳也。

补泻之要妙，在乎迎随。欲行迎随之法，必须知营卫之流行，经脉之往来。手足三阳，手走头而头走足；手足三阴，足走胸而胸走手。迎者，逆也，逆其气之方来而未盛以泻之也。随者，顺也，随其气之方往而未虚

以补之也。在，察也。内为阴，外为阳。表为阳，里为
阴。察其病在阳、在阴、为实、为虚，随其逆顺而施补
泻以调之也。

第八十一难

难曰：经言无实实，无虚虚，无损不足，无益有余，是脉耶？抑病也？

此言补泻之法不可妄施，以结上数章之义，而为全书之终，其示人叮咛之意切矣。经言，见《灵枢》九针十二原篇。无，毋通，禁止辞。抑，反语辞。

然：谓病也，非谓脉也。假令肝实而肺虚，肝者木也，肺者金也，金木当更相平，当知金平木也。假令肺实，故知肝虚，用针不补其肝，反实其肺，此为实实虚虚，损不足而益有余也。中工之所害也。

病，谓治病之法也。治病之法，以平为期，虚者补之，实者泻之，不足者益之，有余者损之。然必明乎五脏相制之理。假令肝实而肺虚，肝木受制于肺金者也。因肺虚不能制肝，所以谓之肝实。若治肝之实，非矣，医当补肺金之虚，则肝之实，肺自能制之也。假令肺实肝虚，肺乃制肝者也。肺既实，则制肝太过，若徒补肝之虚，而不治其致虚之源，亦非矣。医当泻肺金之实，则肝木自能条达也。若不能治其致虚之源，苟能知实知虚，犹不至于大谬。更有不知相制之虚实，反补其实而泻其虚，损不足而益有余，使轻证必重，重证必死，所谓中工之害也。举肝肺则它脏俱可类推，以此总结全书，学者能不惕然知警乎。

秦越人事迹考

《史记》：扁鹊者，《正义》：《黄帝八十一难》序云：秦越人与轩辕时扁鹊相类，仍号之为扁鹊。勃海郡郑人也，徐广曰：郑，当为鄚。鄚，县名，今属河间。《陕西古迹志》：扁鹊城，在城固县西南四十里，相传扁鹊尝居此。本《雍胜略》，即南郑地。姓秦氏，名越人。少时为人舍长。守舍以待宾客。舍客长桑君过，按：宋·张杲《医说》称秦长桑君，必有所据，是长桑君亦秦人也。扁鹊独奇之，常谨遇之。长桑君亦知扁鹊非常人也。出入十余年，乃呼扁鹊私坐，间与语曰：间，音闲。"我有禁方，年老欲传与公，公毋泄。"非秘密其术以专利也，盖尊重其道不得不尔。扁鹊曰："敬诺。"乃出其怀中药予扁鹊："饮是以上池之水，三十日当知物矣。"《索隐》：旧说云：上池水，谓水未至地，盖承取露及竹木上水，取之以和药，服之三十日当见鬼物也。《战国策》云：长桑君饮扁鹊以上池之水，能洞见脏腑。注云：上池水，半天河也。乃悉取其禁方书尽与扁鹊。忽然不见，殆非人也。道传而身隐，神龙见首不见尾，长桑君诚高上人也。扁鹊以其言饮药三十日，视见垣一方人。《索隐》：方，犹边也，言能隔墙见彼边人，则眼通神也。以此视病，尽见五脏症结，此即佛书所谓天眼通。近世英人栾琴发明一种光线能透视肉体，可证此言非虚。特以诊脉为名耳。

为医或在齐，《正义》：号卢医，今济州卢县。或在赵。在赵者名扁鹊。按：周威烈王二十三年，始命魏斯、赵籍、韩虔为诸侯。《鹖冠子》所载魏文侯问扁鹊事，当在其后周安王之世。

当晋昭公时，诸大夫强而公族弱。《史记》十二诸侯年表：周景王十九年，晋昭公卒，公卿强公室卑矣。赵简子名鞅为大夫，专国事。《索隐》按左氏：简子专国在顷、定二公之时，非当昭公之世。且《赵世家》叙此事亦在定公之初。简子疾，五日不知人。大夫皆惧，于是召扁鹊。扁鹊入视病，出，董安于问扁鹊，《赵世家》注：韦昭曰：安于，简子家臣。扁鹊曰："血脉治也，而何怪！按：此亦尸厥之类，《甲乙经》所谓尸厥者，死不知人，脉动如故。昔秦穆公尝如此，七日而寤。赵简子疾，在晋定公十一年，即周敬王九年，上距周惠王十八年秦穆公立疾，一百四十九年。寤之日，告公孙支与子舆，《索隐》：皆秦大夫，公孙支，子桑也，子舆未详。曰：'我之帝所甚乐，吾所以久者，适有所学也。《索隐》：适，音释。言我适来有所受教命，故云学也。帝告我：晋国且大乱，五世不安。其后将霸，未老而死。霸者之子且令而国男女无别。'公孙支书而藏之，秦策于是出。《赵世家》作秦谶于是出矣。夫献公之乱，文公之霸，而襄公败秦师于殽而归纵淫，此子之所闻。《封禅书》：秦穆公立，病卧五日不寤，寤乃言梦见上帝，上帝命穆公平晋乱。史书而记藏之府。而后世皆曰：秦穆公上天。按：秦穆公事又见《韩非子》。今主君之病与之同，不出三日必间，间必有言也。"

居二日半，简子寤，语诸大夫曰："我之帝所甚乐，与百神游于钧天，广乐九奏万舞，不类三代之乐，其声动心。有一熊欲援我，帝命我射之，中熊，熊死。有罴来，我又射之，中罴，罴死。帝甚喜，赐我二笥，皆有副。吾见儿在帝侧，帝属我一翟犬，曰：'及而子之壮也以赐之。'帝告我：'晋国且世衰，七世而亡。《正义》晋定公、出公、哀公、幽公、烈公、孝公、静公为七世。静公二年为三晋所灭。据此及《赵世家》并年表，简子疾在定公之十一年。嬴姓将大败周人于范魁之西，《正义》：嬴，赵氏本姓也。周人，谓卫也。晋亡之后，赵成侯三年伐卫，取乡邑七十三是也。贾逵云：小阜曰魁也。而亦不能有也。'"《史记菁华录》：嬴姓指秦，此则赵亡之谶，指秦二世而亡亦可。董安于受言，书而藏之。以扁鹊言与简子，简子赐扁鹊田四十亩。以上事，又见《赵世家》。按：此段事，当叙于望齐桓侯病之后。

其后扁鹊过虢。《正义》：陕州城，古虢国，又陕州河北县东北下阳故城。古虢，即晋献公灭者。又洛州汜水县古东虢国。而未知扁鹊过何者，盖虢至此并灭也。按：周惠王二十二年，晋献公灭虢。扁鹊过虢之时当在惠王元年后。虢太子死，《说苑》辨物篇作赵太子死。扁鹊至虢宫门下，问中庶子喜方者，《正义》：中庶子，古官号也。喜方，好方术，不书姓名也。曰："太子何病，国中治穰过于众事？"穰，通禳。《韩诗外传》作吾闻国中卒有土壤之事，得无有急乎？中庶于曰："太子病血气不时，交错而不得泄，暴发于外，则为中害。精神不能

165

止邪气，邪气畜积而不得泄，是以阳缓而阴急，故暴蹶而死。"蹶，音厥。《正义》：释名云：蹶，气从下蹶起上行，外及心胁也。按：中庶子之言亦自明白，故称喜方者。扁鹊曰："其死何如时？"曰："鸡鸣至今。"曰："收乎？"《集解》：收，谓棺敛。曰："未也，其死未能半日也。"《金匮要略》：救自缢死，旦至暮虽已冷，必可以治；暮至旦，小难也。恐此当言阴气盛故也。与此节相发。"言臣齐勃海秦越人也，家在于郑，按：此犹言东西南北之人也。《雍胜略》：城固县西南四十里有扁鹊城。未尝得望精光，侍谒于前也。闻太子不幸而死，臣能生之。"中庶子曰："先生得无诞之乎？何以言太子可生也！臣闻上古之时，医有俞跗，《正义》：应劭云：黄帝时将也。治病不以汤液、醴洒、镵石、挢引、按扤、毒熨，《索隐》：镵，士咸反，谓石针也。挢，九兆反，谓为按摩之法，夭挢引身如熊顾鸟伸也。扤，音玩，亦谓按摩而玩弄身体使调也。毒熨，谓毒病之处以药物熨帖也。一拨见病之应，因五脏之输，乃割皮、解肌、诀脉、结筋、搦髓脑、揲荒爪幕、湔浣肠胃、漱涤五脏、练精易形。搦，女角反。揲，音舌。幕，音漠。湔，子钱反。浣，胡管反。按：此盖三国时华佗之术所本，而近世西法割证之滥觞也。《说苑》：中古之为医者曰俞拊，俞拊之为医也，搦脑髓，束肓莫，炊灼九窍，而定经络，死人复为生人，故曰俞拊。《韩诗外传》：踰拊之为医也，搦木为脑，芷草为躯，吹窍定脑，死者后生。先生之方能若是，则太子可生也；不能若是而欲生之，曾不可以告咳婴之儿！"终

166

日，扁鹊仰天叹曰："夫子之为方也，若以管窥天，以郄视文。越人之为方也，不待切脉、望色、听声、写形，言病之所在。闻病之阳，论得其阴；闻病之阴，论得其阳。病应见于大表，不出千里，决者至众，不可曲止也。苄田氏曰：言病应至近，非若千里之遥远难征，不可以偏曲之见泥也。越人论病，只宗主阴阳二字，便是超绝一世之解，详味其理，即可通于《太极图说》及箕畴律历之文也，勿仅以方伎目之。子以吾言为不诚，试入诊太子，当闻其耳鸣而鼻张，循其两股以至于阴，当尚温也。"张，音涨。中庶子闻扁鹊言，目眩然而不瞚，舌挢然而不下，眩，音县。瞚，音舜。挢，纪兆反。举也。乃以扁鹊言入报虢君。虢君闻之大惊，出见扁鹊于中阙，曰："窃闻高义之日久矣，然未尝得拜谒于前也。先生过小国，幸而举之，偏国寡臣幸甚。有先生则活，无先生则弃捐填沟壑，长终而不得反。"言未卒，因嘘唏服臆，魂精泄横，流涕长潸，忽忽承睫，悲不能自止，容貌变更。潸，音山。睫，音挟。《索隐》：长潸谓长垂泪也。睫即睫也。承睫，言泪恒垂以承睫也。扁鹊曰："若太子病，所谓'尸厥'者也。《素问》缪刺论：邪客于手足少阴、太阴，足阳明之络，此五络皆会于耳中，上络左角。五络俱竭，令人脉皆动而形无知也，其状若尸，或曰"尸厥"。夫以阳入阴中，动胃缠缘，缠，直延反。《正义》：《八十一难》云：脉居阴部反阳脉见者，为阳入阴中，是阳乘阴也。脉虽沉涩而短，此谓阳中伏阴也。脉居阳部而阴脉见者，是阴乘阳也。脉虽时沉滑而长，此谓阴中伏阳也。胃，水谷之海也。缠缘，谓脉缠绕胃也。中经维络，徐广曰：维，一作结。别下于三焦、膀胱，《正义》言：经络下于三焦及膀胱也。是以阳脉下遂，徐广曰：一作队。阴脉上争，《正义》：遂，直类反。《素问》云：阳脉下遂难反，阴脉上争如弦也。会气闭而不通，《正义》：《八十一难》云：腑会太仓，脏会季胁，筋会阳陵泉，髓会绝骨，血会鬲俞，骨会大杼，脉会太渊，气会三焦，此谓八会也。阴上而阳内行，下内鼓而不起，上外绝而不为使，上有绝阳之络，下有破阴之纽。《正义》：纽，女九反。《素问》云：纽，赤脉也。破阴绝阳之色已废，徐广曰：一作发。脉乱，故形静如死状。太子未死也。夫以阳入阴支兰脏者生，《正义》：《素问》云：支者，顺节。兰者，横节。阴支兰胆脏也。以阴入阳支兰脏者死。凡此数事，皆五脏蹶中之时暴作也。良工取之，拙者疑殆。"

扁鹊乃使弟子子阳厉针砥石，厉，磨也。砥，音脂。以取外三阳五会。《甲乙经》：百会，一名三阳五会，在前顶后一寸五分，顶中央旋毛中，陷可容豆，督脉足太阳之会。《千金方》：凡尸厥而死，脉动如故，此阳脉上争，气闭故也。针百会入三分，补之。有间，太子苏。乃使子豹为五分之熨，以八减之齐和煮之，以更熨两胁下。齐，通剂。更，格彭反。《索隐》言：五分之熨者，谓熨之令温暖之气入五分也。八减之剂者，谓药之剂和所减有八，并越人当时有此方也。《韩诗外传》：扁鹊入，砥针厉石，取三阳五输，为先轩之灶，八拭之阳，子同药，子明灸，阳子游按摩，子仪反神，子越扶形，于是世子复生。《说苑》：作轩光之灶，八成之汤，子容抟药，子明吹耳。《周礼疏》：刘向云：扁鹊治赵太子暴疾尸厥之病，使子明炊汤，子仪脉神，子术按摩。太子起坐。更适阴阳，但服汤二旬而复故。故天下尽以扁鹊为能生死人。扁鹊曰："越人非能生死人也，此自当生者，越人能使之起耳。"

扁鹊过齐，齐桓侯客之。入朝见，曰："君有疾在腠理，《正义》：腠，音凑。谓皮肤。不治将深。"桓侯曰："寡人无疾。"扁鹊出，桓侯谓左右曰："医之好利也，欲以不疾者为功。"后五日，扁鹊复见，曰："君有疾在血脉，不治恐深。"桓侯曰："寡人无疾。"扁鹊出，桓侯不悦。后五日，扁鹊复见，曰："君有疾在肠胃间，不治将深。"桓侯不应。扁鹊出，桓侯不悦。后五日，扁鹊复见，望见桓侯而退走。桓侯使人问其故。扁鹊曰："疾之居腠理也，汤熨之所及也；在血脉，针石之所及也；其在肠胃，酒醪之所及也；其在骨髓，虽司命无奈之何。今在骨髓，臣是以无请也。"《素问》阴阳应象大论：故善治者治皮毛，其次治肌肤，其次治筋脉，其次治六腑，其次治五脏。治五脏者，半生半死也。后五日，桓侯体病，使人召扁鹊，扁鹊已逃去。桓侯遂死。周襄王九年，齐桓公卒，先周敬王九年，即晋定公十一年，赵简子疾，一百三十三年。此段事又见《韩非子》喻老，作蔡桓侯。

使圣人预知微，能使良医得蚤从事，则疾可已，身可活也。人之所病，病疾多；而医之所病，病道少。董份曰：医之所病，盖借以前病字而言，言医之所短也。病道少，言治病之道少也。故病有六不治：骄恣不论于理，一不治也；轻身重财，二不治也；衣食不能适，三不治也；阴阳并，脏气不定，四不治也；形羸不能服药，五不治也；信巫不信医，六不治也。有此一者，则重难治也。

扁鹊名闻天下，过邯郸，闻贵妇人，即为带下医；过洛阳，闻周人爱老人，即为耳目痹医；来入咸阳，闻秦人爱小儿，即为小儿医；随俗为变。秦太医令李醯，同醯，音僖。自知其伎不如扁鹊也，使人刺杀之。《战国策》：医扁鹊见秦武王，武王示之病，扁鹊请除。左右曰：君之病在耳之前、目之下，除之未必已也。将使耳不聪、目不明。君以告扁鹊。扁鹊怒而投其石。曰：君与知之者谋之，而与不知者败之。使此知秦国之政也，则君一举而亡国矣。按：扁鹊入秦而遇害，当在此时。盖触秦武王之怒，兼李醯之嫉也。周赧王五年，秦武王立，上距周惠王十八年，秦穆公立，三百五十年。然则扁鹊卒时四百余岁矣。《陕西通志》：神医扁鹊墓，在临潼县东北三十里。至今天下言脉者，由扁鹊也。欧阳圭斋曰：切脉于手之寸口，其法自秦越人始，盖为医者之祖也。《难经》，先秦古文，汉以来答客难等作，皆出其后，又文字相质难之祖也。

《列子》汤问篇：鲁公扈、赵齐婴二人有疾，同请扁鹊求治，扁鹊治之，既同愈。谓公扈、齐婴曰：汝曩之所疾，自外而干腑脏者，固药石之所已。今有偕生之疾与体偕长，今为汝攻之，何如？二人曰：愿先闻其验。扁鹊谓公扈曰：汝志强而气弱，故足于谋而寡于断。齐婴志弱而气强，故少于虑而伤于专。若换汝之心，则均于善矣。扁鹊遂饮二人毒酒，迷死三日，剖胸探心，易而置之，投以神药，既悟如初。二人辞归，于是公扈反齐婴之室，而有其妻子，妻子弗识。齐婴亦反公扈之室，有其妻子，妻子亦弗识。二室因相与讼，求辨于扁鹊。扁鹊辨其所由，讼乃已。

《鹖冠子》：魏文侯问扁鹊曰：子昆弟三人，其孰最善为医？扁鹊曰：长兄最善，中兄次之，扁鹊最为下。魏文侯曰：可得闻耶？扁鹊曰：长兄于病视神，未有形而除之。故名不出于家。中兄治病，其在毫毛，故名不出于闾。若扁鹊者，镵血脉、投毒药、副肌肤间，而名出闻于诸侯。魏文侯曰：善。按：周咸烈王二十三年，王命魏斯为诸侯。先赧王五年秦武王立，九十四年。

《酉阳杂俎》：卢城之东，有扁鹊冢。《范成大揽辔录》：伏道有扁鹊墓，墓上有幡竿，人传云：四旁土可以为药，或于土中得小圆黑褐色，可以治病。《楼玫瑰北行日录》：乾道五年，过伏道，望扁鹊墓前多生艾，功倍于他艾《王兆云挥尘新谈》：扁鹊墓在河间任丘县，其祠，名药王祠，前有地数亩，病者祷神乃以珓卜之，许则云从其方取药，如言掘土，果得药，服者无弗愈者。其色味不一,四方来者日掘千窟，越宿即平壤矣。《河间府志》：扁鹊墓在任丘鄚城东北，盖扁鹊故里也。《明一统志》《张德府志》：扁鹊墓在汤阴伏道社。《针灸大成》杨继州曰：予曾往磁州，道经汤阴伏道，路旁有先师扁鹊墓焉。鹊乃河间人也，针术擅天下，被秦医令李醯刺死于道路之旁，故名曰伏道。《周石甃东京考》：扁鹊墓

171

在闾阖门外西北菩提东，原在子城内。唐元和十五年，宣武节度使张弘靖徙葬于此。相传四旁土可以药，祷而求之，或得丸如丹剂。《神仙通鉴》：扁鹊死于商都之阴，时年九十七，阳厉趋至死所，哀哭殓葬于路旁。有病者至墓祷求，撮土煎汤服之即愈。或得小丸如丹，虽危证可救。墓旁多生艾草，能灸百病，后人为之立庙。《吴震芳述异记》：山西潞城县民病不服药，亦无医。县南十余里有卢医山，上有卢医庙，皆石壁、石柱、石瓦、远近病者持香烛楮钱诣庙，通籍贯，述病缘，用黄纸空包压香炉下。祷毕，纸包角开，视得红丸者，入口病即愈。白丸者，淹缠数日可愈。病不起者无药，再四渎焉，即与黑丸，服之亦死无益也。庙门夜有二黑虎守之，傍晚即相戒不敢上山矣。按：山西虞乡县东十里故市镇。山东长清县鹊山、陕西城固县均有扁鹊墓。

张仲景曰余每览越人入虢之诊，望齐侯之色，未尝不慨然叹其才秀也。又曰：中世有长桑、扁鹊。

《李濂医史》：秦越人医术之神如此，其于明哲保身之道宜无不悉矣，而乃为醯所害。夫醯之娼嫉不仁，固弗俟言，亦不足责矣。越人罹其毒而炳其几先，得无于大智之道，亦有所未周乎。噫！秦法甚严，而使典医者擅杀神医。未闻罪之，则秦之纪纲律令抑可知已。悲夫！

丁福保曰：扁鹊，上古神医也。周秦间凡称良医，皆谓之扁鹊。犹释氏呼良医为耆婆，其人非一人也。司马迁泛摭古书，称扁鹊者而为之传，其传中载医验三条，文体各异，可以证焉。其受术于长桑君，治虢太子病，及著《难经》者，秦越人之扁鹊也。

其诊赵简子者，见齐桓侯者，国策所谓骂秦武王者，《鹖冠子》所谓对魏文侯者，又为李醯所杀者，皆别一扁鹊也。后世笺注家反疑年代龃龉。曲为之说陋矣。

按：史传扁鹊姓秦氏，是其先世出于秦也。故诊赵简子之疾，对董安于而言秦穆公之事特详，其足迹遍禹城，而名初噪于越，故自号曰越人。其徙居无常，或在齐，或在郑，或在赵，晚乃归秦入咸阳，盖欲终老于故乡，不幸干秦武之怒，遭李醯之嫉，而为所害。考传其受术长桑君时，盖在周桓王之世，则其生当平王中年也。至赧王五年，秦武王立，盖四百余岁矣。史称孙思邈，周宣帝隐居太白山，历隋至唐高宗永淳元年卒，一百六十八岁，而《仙传拾遗》谓咸通末，尚有人见，则三百五十九岁矣。然扁鹊四百余岁亦无足怪，太史公摭拾事实，用倒叙法，信手拈来，以见文章变化不拘一格。丁氏乃竞析为六人，殊失考矣。至于墓所之多，乃后人感其德而墓祀者，未可便据为实也。本传不言其著书。汉志有《扁鹊内经》九卷，《外经》十二卷，今佚。隋、唐志载《难经》二卷，秦越人著，吴太医令吕广注。唐·张守节注本传尝引之。今世所传之《难经》，以元·滑寿著《本义》为最古云。此外，遗论药方，于《脉经》《肘后》《千金》《外台》诸书所引，尚可得其厓略。

难经注家考

《黄帝八十一难经》二卷《隋书》经籍志。

《旧唐书》经籍志:《黄帝八十一难经》一卷,秦越人撰。

《新唐书》艺文志:秦越人《黄帝八十一难经》二卷。

《通志略》:《黄帝八十一难经》二卷,唐志注秦越人。

《宋史》艺文志:《扁鹊注黄帝八十一难经》二卷,秦越人撰。

《文苑英华》:王勃序曰:《黄帝八十一难经》是医经之秘录也。昔者岐伯以授黄帝。黄帝历九师以授伊尹。伊尹以授汤。汤历六师以授太公。太公授文王。文王历九师以授医和。医和历六师以授秦越人。秦越人始定章句,历九师以授华佗。华佗历六师以授黄公。黄公以授曹夫子。夫子讳元字真道,自云京兆人也。

杨玄操序曰:黄帝有《内经》二帙,其意幽赜,殆难究览。越人乃采摘二部经内精要,凡八十一章,伸演其道,名《八十一难经》。以其理趣深远,非卒易了故也。

纪天锡进《难经集注》表曰:秦越人将《黄帝素问》疑难之义八十一篇,重而明之,故曰《八十一难经》

滑伯仁《难经汇考》曰:《史记》越人传载赵简子、虢太子、齐桓侯三疾之治,而无著《难经》之说。《隋书》经籍志、《唐书》艺文志,俱有秦越人《黄帝八十一难经》二卷之目。又唐诸王侍读张守节作《史记正义》,于《扁鹊仓公传》则全引《难经》文以释其义,传后全载四十二难与第一难、三十七难全文。由此则知古传以为秦越人所作者，不诬也。详其设问之辞，称经言者出于《素问》《灵枢》之文，在《灵枢》者尤多。亦有二经无所见者，岂越人别有撰于古经，或自设为问答也耶。圭斋欧阳公曰：切脉于手之寸口，其法自越人始。盖为医者之祖也。《难经》，先秦古文，汉以来答客难等作皆出其后，又文字相质难之祖也。

《中国医学源流论》：八十一难之名，亦见仲景《伤寒杂病论》集。皇甫谧《帝王世纪》云：黄帝命雷公、岐伯论脉经，旁通问难八十一为《难经》。隋·肖吉《五行大义》、唐·李善《文选》七发注引此书文，并称《黄帝八十一难经》。《隋书》经籍志亦载《黄帝八十一难经》二卷，其以为秦越人作者，实唐·杨玄操。其言曰：黄帝有《内经》二帙，帙九卷，而其义幽赜，殆难穷览。越人乃采摘华钞撮精要二部，经内凡八十一章，勒成卷轴，即弘畅圣言，故首称黄帝。按：《史记》扁鹊列传称天下至今言脉者由扁鹊。则素女脉诀之学，扁鹊实传之。玄操所言，必非无据。王勃云云，其说自不可信。然亦可见此书，自唐以前确有授受源流。

《黄帝众难经》二卷《通志略》：吕博望注。

《隋书》经籍志注云：梁有《黄帝众难经》一卷，吕博望注。亡。

《难经注解》一卷《晁公武郡斋读书志》

《难经本义》：吴·太医令吕广撰。

《难经通论》：医经之有注，莫先于此书焉。杨玄操云：吴·太医令吕广为之注解，惜今不传。而宋·王惟一集注颇收其说，则几乎所谓名亡而实不亡者，亦幸哉。熊均《医学源流》云：按《名医图》有吕博无吕广，予疑博即广也。简按《隋志》云：梁有《黄帝众难经》一卷，吕博望注。亡。《太平御览》载：《玉匮针经》序云：吕博，少以医术知名，善诊脉论疾，多所著述。吴赤乌二年为太医令，撰《玉匮针经》及注《八十一难》，大行于世。疑吕博望，即吕博也。魏·张揖作《广雅》、隋·曹应为之音解，避炀帝讳，名《博雅》。以此推之，其人本名广，其作博者，盖系隋人所易，岂甘氏《名医图》偶不及改之乎。其所注本佚于隋，而见于唐，并杨氏疏以传于宋，至于惟一兼数家之义以作集注，其功伟矣。

《医学大辞典》：《难经注解》，孙吴时吕博撰。

《难经注释》一卷《晁公武郡斋读书志》

《难经本义》：吴歙县尉杨玄操撰《难经注解》。

《吕杨注八十一难经》五卷

《文献通考》：晁氏曰：秦越人撰，吴·吕广注，唐·杨元操演。越人，勃海人，家于卢，受长桑君秘术，明洞医道。世以其与黄帝扁鹊相类，乃号之为扁鹊。采《黄帝内经》精要之说，凡八十一章，以其为趣深远未易了，故名《难经》。元操编次为十三类。

《难经疏》十三卷《通志略》：侯自然撰。

《宋史》艺文志：秦越人《难经疏》十三卷。

《难经补注》二卷《通志略》：丁德甫（"甫"疑"用"字之讹）。

《文献通考》：丁德用注《难经》五卷。晁氏曰：德用以杨元操所演甚失大义，因改正之。经文隐奥者，绘为图。德用济阳人，嘉祐末，其书始成。陈氏曰：序言太医令吕广重编此经，而杨元操复为之注，览者难明，故为补之，且间为之图。首篇为诊候最详，凡二十四难，盖脉学自扁鹊始也。

《难经本义》：宋·嘉祐间济阳丁德用著《难经补注》。

《虞庶注难经》五卷

《文献通考》：晁氏曰：皇朝虞庶注。庶，仁寿人，寓居汉嘉，少为儒，已而弃其业习医。为此书以补吕、杨所未尽，黎泰辰治平间为之序。

《难经本义》：宋·治平间陵阳虞庶著《难经注》。

《难经辨正释疑》

《难经本义》：宋·临川周与权字仲立著。

《医学大辞典》：《难经辨正释疑》，宋·周与权（一作周季明）撰。

《难经解》

《难经汇考》：蕲水庞安常有《难经解》数万言，惜乎无传。

《医学大辞典》：《难经辨》，宋·庞安时撰。

《难经注义》

《难经本义》：宋·绍兴将仕郎试将作监主簿王宗正字诚叔著。

《难经图纂句解》七卷《道藏古本医学丛书》：宋·王翊句解。

《杨注难经》二卷宋·杨康侯撰，见林天瀑跋，在虞庶后。

《难经集注》五卷《王圻续经籍考》：金·纪天锡撰。

《难经本义》金·大定间，岱麓纪天锡字齐卿撰，阐注云泰安人。

《难经引经主药》一卷《国医图书专号》

《难经本义》：金·明昌大定间，易水张元素号洁古著《药注难经》。

《难经汇考》：洁古氏《药注》，疑其草稿，姑立章指义例，未及成书也。今所见者，往往言论于经不相涉，且无文理。洁古平日著述极醇正，此绝不相似，不知何自遂乃板行，反为先生之累。岂好事者为之，而托为先生之名耶。要之后来东垣、海藏、罗谦甫辈皆不及见，若见必当与足成其说，不然亦回护之，不使轻易流传也。

《难经本旨》

《难经本义》：元·古益成都医学官袁坤厚字淳甫撰。

《难经汇考》：袁氏古益人，著《难经本旨》，佳处甚多。然其因袭处未免踵前人主非，且失之冗尔。

《难经说》

《难经本义》：元·元统间，医候郎辽阳路官医提举谢缙孙字坚白撰。

《难经汇考》：诸家经解，冯氏、丁氏伤于凿；虞氏伤于巧；李氏、周氏伤于任；王吕晦而舛；杨氏、纪氏大醇而小疵。唯近世谢氏说，殊有理致源委。

《难经辨疑》

《难经本义》：元·广元温州路医学正陈瑞孙字廷芝与其子宅之同撰。

《难经本义》上、下二卷《医统正脉全书》

《薛氏医按全书》：《难经本义》二卷，元·至正间许昌滑寿字伯仁著。

《图书集成医部全录》：扁鹊《难经》，滑寿注二卷。

《难经汇考》：滑氏曰：此书固有类例，但当如《大学》，朱子分章以见记者之意则可。不当以己之立类，统经之篇章也。今观一难至二十一难，皆言脉。二十二难至二十九难，论经络流注、始终、长短、度数、奇经之行，及病之吉凶也。其间有云脉者，非为尺寸之脉，乃经隧之脉也。三十难至四十三难，言营卫、三焦、脏腑、肠胃之详。四十四、五难，言七冲门，乃人身资生之用，八会为热病在内之气穴也。四十六、七难，言老幼寐寤，以明气血之盛衰，言人面耐寒以见阴阳之走会。四十八难至六十一难，言诊候病能，脏腑积聚，泄利，伤寒杂病之别，而继之以望、闻、问、切，医之能事毕矣。六十二难至八十一难，言脏腑荣俞，用针补泻之法，又全体之学所不可无者。此记者以类相从，始终之意备矣。

《四库全书总目提要》：《难经本义》二卷，周·秦越人撰，元·滑寿注。越人即扁鹊，事迹具《史记》本传。寿，字伯仁，《明史》方技传称为许州人，寄居鄞县。寿卒于明·洪武中，故《明史》列之方技传。隋、唐志始载《难经》二卷，秦越人著，吴·太医令吕广尝注之，则其文当出三国前。其文辨析精微，词致简远，读者不能遽晓，故历代医家多有注释。寿所采摭凡十一家，今惟寿书传于世。其书首列《汇考》一篇，论书之名义源流。次列《阙误总类》一篇，记脱文误字。又次《图说》一篇，皆不入卷数，其注则融会诸家之说，而以己意折衷之，辨论精核，考证亦极详审。寿本儒者，能通解古书文义，故其所注，视他家所得为多云。

《周氏医学丛书》:《难经本义》二卷。

《医学源流论》: 清·周学海，字澄之，又有增辑本，仍以滑氏书为主，名《增辑难经本义》。

《难经图注》《国医图书专号》: 元·李晞范撰。

《难经集注》五卷《佚存丛书》

《守山阁丛书》:《难经集注》五卷，明·王九思撰。集吕广、杨玄操、丁德用、虞庶、杨康侯五家之说而成。

《图注难经》四卷

《明史》艺文志: 张世贤《图注难经》八卷。

《四库全书总目提要》:《图注难经》八卷，明·张世贤撰。世贤，字天成，宁波人，正德中名医也。《难经》旧有吴·吕广，唐·杨玄操诸家注。宋·嘉祐中，丁德用始于文义隐奥者，各为之图。元·滑寿作本义，亦有数图，然皆不备。世贤是编于八十一篇，篇篇有图，凡注所累言不尽者，可以披图而解。惟其中有文义显然，不必待图始解者，亦强足其数，稍为冗赘。其注亦循文敷衍，未造深微。

《中国医学大成》:《图注难经辨真》四卷,明·张世贤静斋图注,清初顺治庚寅武林马之骥校定。

《难经考误》《医学大辞典》:明·姚濬撰,

《难经直解》《医学大辞典》:明·张景皋撰。

《难经附说》《医学大辞典》:明·吕复撰。

《难经补注》《医学大辞典》:明·徐述撰。

《国医图书专号》:明·武进徐孟鲁撰。

《难经广说》《国医图书专号》:明·天启间,山阴王三重撰,

《难经笺释》二卷《国医图书专号》:明·余姚王渊撰,

《八十一难经注解》二卷《国医图书专号》:明·熊宗立撰,建阳人,号道轩。

《图注八十一难经大全》三卷《国医图书专号》:明·盱江吴文炳图解。

《图注八十一难经定本》一卷《国医图书专号》:明·瓯宁童养学图注。

《难经悬解》二卷《黄氏医书三种》

《四库全书总目提要》:《难经悬解》二卷,国朝黄无御撰。《难经》之出在《素问》之后、《灵枢》之前,故其中所引经文有今本所不载者。然其文自三国以来,不闻有所窜乱。元御亦谓旧本有伪,复多所更定,均所谓我用我法也。

《古本医学丛书》:《难经悬解》二卷。

《难经经释》二卷《徐氏医书十七种》清·雍正中,吴江徐

大椿灵胎撰。

《四库全书总目提要》：《难经经释》二卷，国朝徐大椿撰。大椿有《神农本草经百种录》，已著录。是书以秦越人《八十一难经》有不合《内经》之旨者，援引经文以驳正之。考《难验》，《汉书》艺文志不载，隋志始著于录。虽未必越人之书，然三国已有吕博望注本，而张机《伤寒论》平脉篇所称经说，今在第五难中。则亦后汉良医之所为。历代以来与《灵枢》《素问》并尊，绝无异论。大椿虽研究《内经》，未必学出古人上，遽相排斥，未见其然。况大椿所据者《内经》，而《素问》全元起本已佚其第七篇，唐·王冰始称得旧本补之。宋·林亿等校正，已称其《天元纪大论》以下，与《素问》余篇绝不相通，疑冰取《阴阳大论》以补其亡。至《刺法》，《病本》，二论，则冰本亦阙，其间字句异同，亿等又复有校改，注中题曰新校正皆是。则《素问》已为后人所乱，而《难经》反为古本。又滑寿《难经本义》列是书所引《内经》，而今本无之者不止一条，则当时所见之本，与今本亦不甚同。即有舛互，亦宜两存。遽执以驳《难经》之误，是何异谈六经者，执开元改隶之本，以驳汉博士耶。

《难经经释补证》二卷、《总论》一卷《中国医学大成》：清·廖平补义。

《古本难经阐注》二卷

《古本医学丛书》：清·嘉庆间，丁锦字履中著。集吕广、杨云操、庞安常、陈瑞孙、虞庶、丁德用、宋廷臣、谢晋翁、王宗正、张元素、滑伯仁、熊宗立、纪天锡、周与权、张世贤、马莳、吴鹤皋等十七家之注而成书。

《医学源流论》：丁锦字履中，号适庐老人，乾隆时松江人。尝著《古本难经阐注》二卷。自序谓游于武昌客参政朱公所，得读《古本难经》。以校今本，误者有三十余条，因而为之阐注云云。丁氏所见之本，岂能古于滑伯仁？则亦明人之意为窜乱者耳。

《难经疏证解题》：吴文正曰：昔之神医秦越人撰《八十一难》，后人分其八十一为十三篇。予尝慊其分篇之未当，厘而正之，其篇凡六。一至二十二论脉，二十三至二十九论经络，三十至三十七论脏腑，三十八至六十一论病，六十二至六十八论穴道，六十九至八十一论针法。夫秦氏之书与《内经》素灵相表里，而论脉、论经络居初，岂非医之道所当先明此者欤。予喜读医书，以其书之比他书最古也。（赠医士章伯明序）按吴氏六篇视之于杨氏十三类，条理区别，甚为的当。元以后注《难经》者未有表章者也。本义、汇考亦论分篇之义与此略约相类，不及吴氏甄别之精也。据此则丁氏所得古本《难经》，当是吴文正公所厘正之本，流传而佚其名耶。文正，名澄，字幼清，号草庐，抚州崇仁人，《元史》有传。

《古本难经阐注补正》二卷，民国十八年鄞县陈颐寿君诒撰。

《难经疏证》二卷《聿修堂医学丛书》：日本丹波元胤撰。

《难经古义》二卷《中医丛刊》：日本藤万邦撰。

《难经开委》一卷日本出云广贞注《国医图书专号》（以下九种同）。

《难经真本说约》四卷晋·王叔和辑，清·上海沈王修校刊。

《难经本义摘注》清·雍正间郭大铭撰。

《难经直解》二卷清·武林莫熺撰。

《难经摘钞》一卷清·王寿芝撰。

《难经正义》清·叶子雨撰。

《难经本义疏》二卷滑寿注，吕复校，日本小田业广明治七年写。

《难经解题》一卷日本玄医撰。

《难经注疏》一卷日本玄医撰。

《图注八十一难经评林捷径统宗》六卷王文洁注。

《难经汇注笺正》四卷清末张山雷撰，兰溪中医学校刊。

《难经编正》二卷民国七年，南通司树屏建侯撰。章次同丁氏古本，分荟疏二十一篇。

《难经章句》三卷《孙氏医学丛书》：民国湘潭孙鼎宜撰。

校勘《难经》应考书目：

《灵枢》《素问》《伤寒论》《金匮要略》《脉经》《甲乙经》《五行大义》《千金要方》《千金翼方》《外台秘要》《史记正义》扁鹊传、李善《文选》七发注、《素问新校正》。

跋

　　《难经》者，何为而作也？秦越人阐发灵素之微言奥旨，辨论疑难而作也。盖自吾华医学道统之传有自来矣。而其书见于历代史典，以及经籍、艺文各志。授受渊源，详于《文苑英华》王勃序中。是书为医家之宝典，灵素之阶梯。吾人业斯学者，欲启灵素之蕴，必先明斯经之旨，方能深造精诣，而登于堂奥。圭斋欧阳公曰：切脉于手之寸口，其法自秦越人始。盖为医者之祖也。惟其书文简意奥，非注莫明。自吴·吕广迄今，注者五十余家。皆据通行本，多不免承讹袭谬，曲解失真。

　　吾师长安黄竹斋夫子，于十年前往鄞访求仲景遗书，并得桂林罗哲初秘本《难经》，较诸通行本，条理区别，甚为得当。喜其数千年之讹谬有所订正，越人之活人书得以重光。遂为之序刊，以大其传。乙酉岁，于著成《周易会通》《老子道德经会通》《针灸治疗会通》《本草考证》等书，脱稿之余，复取此秘本《难经》，为之注释，详稽而博考，援古以证今，独抒心得之秘，阐发是经之蕴，谬误疑义无不尽晰。诚医林之鸿宝，当代之杰作也。又以越人道衍农黄，仁被万世，不能不考索事迹而彰诸天下，遂纂辑《秦越人事迹考》《难经注家考》，附于卷尾，以集是书之全。其先生用意精微，古往今来注此经者未能有若是之备，可谓集《难经》之大成者矣。此稿于立春日着手，至春分日告成，命名《难经会通》。

先生为吾关中博学有道之士，素甘淡泊，不骛名利，隐居樊川，专事著述。于民初著有《伤寒杂病论集注》《六经提纲》《针灸经穴图考》《竹斋性理丛刊》等书，早已风行海内，久为医林所重。脱稿未印者，有《伤寒杂病论新释》《人体生理略说》《经方药性辨》《伤寒杂病论类编》《类证录》及歌括数种。其外有《各科证治全书》，已脱稿者十余卷。关于天文、地舆、算数、兵、农、经、史各学，均有专著，其稿盈积数尺，皆洋洋大观。近岁犹有《伤寒杂病论会通》之撰，尚未刊行。先生今已六旬有三，而精神矍烁，健步如飞，终日正襟危坐，手不停披。其庄敬康强，为人所欣慕宾服者也。

尝见今世之士，假医名而鬻文书局，恃才华而疏注医籍者甚伙，临证则瞠目咋舌，无术可施，所谓著述虽有千言，治病实无一方。先生则不然，不特专于著述，而犹精于治疗，凡遇沉疴痼疾，着手莫不立愈。病者辄以"扁鹊复生"誉之。

先生之学，可称体用赅备，乃非一般著述者所能及也。所以社会人士，每求先生大著公世，以利人群。礼亦辄请之。先生尝谓商订之处尚多，不宜早印，待他日斧正妥当，再行公世，未为晚也。

今春世局突变，陕境频于阽危。礼虑先生数十年之心血，倘付劫灰，殊为可惜，极怂恿付印存稿。先生意果，遂同印局酌商。不意物价狂涨，竟为经济所限，弗能随欲。乃购置石印机一部，在家觅工印刷，工具已备，书家尤难。礼应分负此劳，以襄伟业。自恨体力薄弱，不克胜任。而先生竟不畏难，援笔亲书。先生素重大业，不屑小技，所以字迹虽不秀丽，而笔力刚劲丰润，颇有鲁公之风韵。《周易会通》已印讫，刻拟书印《难经会通》。

礼抱疾兴起，窃念先生于世局阽危、物价狂涨、金融波动、经济掣肘之下，完此巨工，令人实有望尘莫及之感。而先生志学之坚苦，撰著之劳瘁，经营之恬淡，书印之艰辛，皆有不可没灭者也。礼追骥先生之后，自分庸愚，不能宏扬先生之丰德伟业，增愧益甚。谨将先生志学之苦行，公诸海内，以勉后之学者，且以自勉焉。

岁在戊子暑月，泾阳门人米锡礼伯让敬跋于樊川止园之定性洞。